Heloi

Chique

é ser

saudável

O prazer de uma
alimentação sem culpa

Heloisa Bernardes

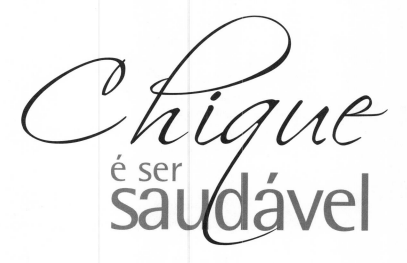

Chique
é ser
saudável

O prazer de uma
alimentação sem culpa

8º Edição atualizada
com capítulo sobre
gordura trans

2006

SEDNA
editora

Ilustrações e Capa:
Fabiana Fernandes

Projeto gráfico e diagramação:
S.Art Informática Ltda - (Sérgio)
e Fabiana Fernandes

Idealização/Organização:
Sedna Editora

Revisão:
Silvia Beatriz Silveira Pinheiro Filipetto

Coordenação:
Luiz Carlos de Arruda Mello

Dados Internacionais de Catalogação na Publicação (CIP)
(Câmara Brasileira do Livro, SP, Brasil)

Bernardes, Heloisa
    Chique é ser saudável / Heloisa Bernardes --
8. ed. atual. -- São Paulo : Sedna Editora, 2006.

    Bibliografia

    1. Culinária 2. Dietoterapia 3. Naturoterapia
4. Nutrição - Dieta terapêutica 5. Saúde - Promoção
I. Título

06-7063   CDD-613.2

Índice para catálogo sistemático
    1. Alimentos saudáveis : Promoção da saúde   613.2

ISBN - 85-60317-01-5

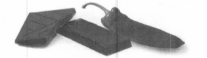

Dedico este livro a
todos aqueles que
pretendam melhorar
seu estado de saúde,
através de uma chique
seleção de alimentos.

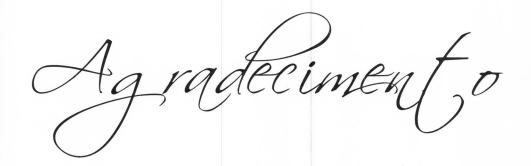

Agradecimento

Tenho, ao longo dos anos, recomendado aos meus alunos que não sejam muito longos em seus agradecimentos, quando de suas monografias. Mas, não poderia deixar de agradecer a algumas pessoas que serviram para inspirar e expandir meu próprio intelecto.

Meu filho Bruno, consultor criativo, deu título a todos os meus livros, assim como várias sugestões, não só neste, como também nos livros "Equilíbrio através da Pele" e "Você e seu Sangue". Filho, obrigada, você é a outra metade do meu raciocínio.

Ao meu colaborador, Carlos Antonio de Souza, entusiasta do meu trabalho, obrigada por entender o que eu sempre quis dizer. Sua incondicional opinião e colaboração nas minhas centenas de horas de pesquisas, ombro a ombro, revisando e mudando com maestria, emprestando seus conhecimentos, que foram de grande valia para esta obra.

Tenho também uma dívida de gratidão com todos os alunos, voluntários, que colaboraram com literaturas que completaram este livro.

Obrigada, Deliana. Sua dedicação em cuidar de tudo a minha volta torna possível a realização e a conclusão de minhas pesquisas.

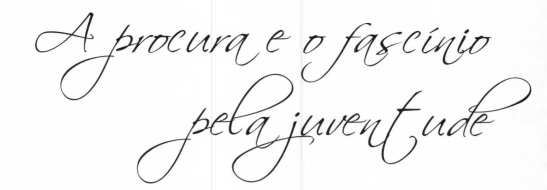

A procura e o fascínio pela juventude

Através dos avanços da ciência na área da saúde, já está ao nosso alcance uma inovação nos tratamentos terapêuticos, na qual o ser é visualizado como um todo, único, integrando físico, emocional, mental, espiritual, enfim, o ser integral.

Na terapia que pratico e leciono, os estudos do interno e do externo estão interligados, não mais separados, como até hoje vinha sendo estudado pela medicina, cuidando apenas dos sintomas. A realidade mostra que o indivíduo procura, primeiro, uma melhor qualidade de vida.

O perfil de um profissional de saúde (médico) mudou. Atualmente, o certo seria chamá-lo de terapeuta da saúde .

Frutos de pesquisas e estudos, os tratamentos terapêuticos são hoje bem mais abrangentes, com médicos e fisioterapeutas atuando com técnicas antes inerentes somente a especialistas da área terapêutica.

A prática da terapia alternativa consiste num misto de tratamentos fitoterápicos e complementos alimentares qualitativos e catalíticos.

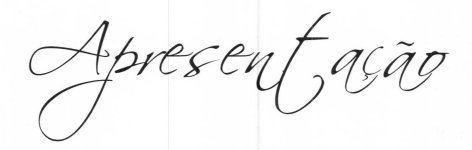

Apresentação

Se não agirmos, quem agirá por nós?

Já podemos ver o papel que a nossa alimentação desempenha na seleção natural, limitando a nossa sobrevivência. Aqueles que conseguem evitar as chamadas "doenças da idade" têm vida mais longa. Em certos casos, os alimentos são nossos grandes aliados para vivermos mais e melhor.

A Influência da alimentação no tipo sangüíneo

A alimentação desempenha importante papel na forma pela qual o nosso organismo, estimulado pela visão e pelo olfato, metaboliza os alimentos. Não somos diferentes de nossos ancestrais. Herdamos o mesmo mecanismo metabólico, resultado de milhões de anos de evolução. Devemos levar sempre em conta que herdamos uma genética que codifica nosso sangue com preferências alimentares, levando-nos a um conhecimento mais profundo do nosso ser (O livro "Você e o seu Sangue" detalha com precisão suas preferências, de acordo com o seu tipo sangüíneo).

Infelizmente, não é de acordo com o legado de nossos ancestrais que nos alimentamos. Nossa dieta mudou com a inclusão de grãos refinados. Nosso organismo não está bem equipado para lidar com alimentos à base de grãos com conservantes e que perdem suas qualidades naturais, e certamente também não está apto a lidar com os alimentos refinados.

Com pequenas e fáceis mudanças em nossa alimentação diária, as chances de contrairmos doenças poderão ser diminuídas. Se adotarmos uma dieta com mais legumes frescos e frutas, diminuindo o açúcar refinado, a farinha branca, carnes gordurosas, frituras e gorduras hidrogenadas, viveremos mais e poderemos mudar, não só a nossa vida, mas uma geração futura.

A simples adição de determinadas vitaminas e o conhecimento dos alimentos que contêm mais concentração de certas substâncias eqüivalem a muitos complementos alimentares.

Mais vale tirar as vitaminas de um prato de comida, do que de um aglomerado de comprimidos.

O organismo reconhece o alimento como amigo e tudo que você come "é toma lá dá cá". Assim, o organismo inicia o seu processo de metabolização, gastando nesse processo suas reservas de vitaminas, mas repondo-as nas mesmas proporções, enquanto que os suplementos (comprimidos), com dosagens inadequadas, somente queimam e não repõem.

Por exemplo, se você precisa de uma vitamina e usa um complexo que vem com 0,5 mg e você queima 5 mg para metabolizá-la, você ficará com mais déficit. Assim, as dosagens não devem vir de complexos vitamínicos, mas através dos alimentos, proporcionando exatamente o que você precisa.

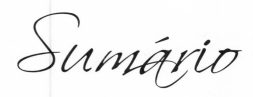

Sumário

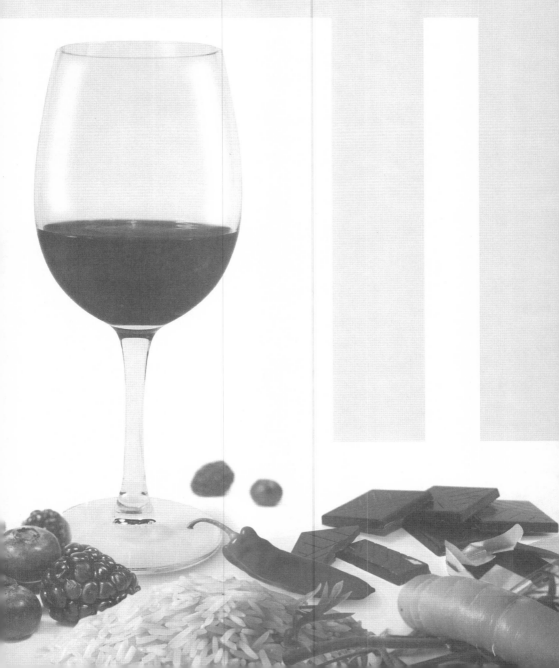

Introdução

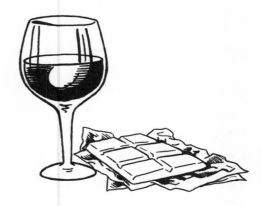

Introdução

"Chique é ser saudável", unindo elegância ao prazer de ingerir alimentos saborosos e, acima de tudo, saudáveis.

A apresentação dos alimentos, seu aspecto visual, provoca uma melhor secreção dos sucos digestivos, bem como o fazem os condimentos, pois fazem com que os membros supra-sensíveis se interessem mais intensamente pelo alimento, usando-os de forma adequada.

Uma mesa bem posta, o alimento bem apresentado, um bom vinho, bons temperos e uma boa companhia, fazem parte de uma alimentação saudável, sem dispensar a elegância.

A ciência evoluiu e o conhecimento da área de nutrição é um capítulo integrante de elevada importância para a sobrevivência no futuro. Para isso, deve-se levar em conta que cada indivíduo tem uma bioquímica diferente, e que muitas vezes um copo de vinho, um patê de foie gras, são os segredos para ativar o organismo e para metabolizar melhor os alimentos.

O Chique, o elegante e o belo são caminhos sempre paralelos a uma alimentação saudável.

Quanto mais informações disponíveis, mais confusos ficamos. Temos sido bombardeados por informações nutricionais, e selecionar aquelas que não são importantes requer algum tipo de formação especial. Como resultado, nossos hábitos alimentares têm contribuído para uma epidemia de obesidade, hipertensão, diabetes e doenças cardíacas.

Devemos ou não tomar suplementos vitamínicos? Os carboidratos realmente fazem mal? Que nível de gordura é seguro? Colesterol LDL e HDL, qual é a diferença entre os dois? Os alimentos são verdadeiramente os causadores de algumas doenças? Existe diferença entre alimentos refinados e naturais?

A finalidade do lançamento deste livro **é de informar as últimas descobertas e constatações científicas,** que proporcionam à humanidade os conhecimentos que normalmente ficam no domínio médico.

Este livro apresenta uma maneira fácil de gerenciar a saúde e facilitar o conhecimento de seu próprio organismo, com informações descomplicadas que irão beneficiar você e sua família com uma simples mudança alimentar, sem deixar de lado uma **alimentação saborosa e, acima de tudo, prazerosa, SAUDÁVEL E CHIQUE.**

Chocolate

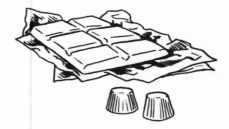

Chocolate

Alimento dos deuses

Este é um alimento capaz de atuar diretamente no cérebro, despertando sensações positivas.

O chocolate é um ingrediente fundamental para a sobrevivência humana – diz a nutricionista americana Debra Waterhouse – e sem o qual, principalmente as mulheres confessam, é impossível viver.

O percentual maior de chocólatras é feminino. A explicação é que, durante a fase menstrual (TPM), há quedas no nível de magnésio, e o organismo pede: "coma chocolate", pois ele é rico em magnésio.

E o prazer?

Diversas moléculas que compõem o doce são responsáveis pelo imenso prazer que ele provoca. A cafeína é uma delas. Outro ingrediente que vem sendo pesquisado é a feniletilamina. Porém, deve-se ter cuidado com o chocolate, pois pode desencadear crises de enxaqueca.

Açúcar na composição

O açúcar é um dos culpados por aquela tamanha fome de chocolate. A glicose é o principal combustível do cérebro. É por isso que, quando falta, costumam acontecer ataques a doces.

O chocolate, em pó ou em barra, contém uma quantidade relativamente grande de duas substâncias parecidas com a cafeína, embora menos potentes. Uma é a teobromina (theobroma, em grego, significa alimento dos deuses), a outra é a metilxantina.

O chocolate

É bom para quem faz esforço físico ou está em crescimento, por seu teor energético, valores vitamínico e protéico, para afastar o sono e dar disposição.

É ruim para pessoas com tendência a formação de cálculos, pois é rico em oxalatos; e para quem precisa emagrecer, pelo alto teor calórico.

Boas notícias: alimento para o cérebro

O chocolate contém antioxidantes que ajudam a proteger o cérebro do envelhecimento e das doenças, além de outras substâncias químicas psicoativas, que proporcionam a sensação de bem-estar.

Na verdade, pesquisadores de Harvard declararam recentemente que as pessoas que comem chocolate vivem, em média, um ano a mais. A possível razão: o alto teor de antioxidantes do chocolate.

Um antioxidante tão bom quanto o vinho

Em uma análise química recente descobriu-se que o chocolate contém polifenóis - o mesmo tipo de antioxidante encontrado no vinho tinto, nos chás, nas frutas e vegetais. Na verdade, os fenóis presentes no chocolate são mais potentes do que os encontrados no vinho tinto; em alguns casos, duas vezes mais potentes. Foram detectados cerca de 205 miligramas de fenólicos em uma barra de chocolate de 40 gramas – praticamente a mesma quantidade que encontramos em um copo de 140 ml de vinho tinto. O chocolate escuro tem a maior quantidade de fenóis; o chocolate branco, quase não os tem. Comer chocolate e beber vinho tinto, juntos, aumentariam a atividade antioxidante muito além do que se esperaria com o mero acréscimo dos antioxidantes presentes no vinho e no chocolate isoladamente.

Os pesquisadores japoneses descobriram notáveis 7 a 13% de polifenóis no cacau proveniente de diversos países. Isso significa, segundo eles, que o chocolate pode oferecer proteção contra a terrível peroxidação lipídica, capaz de deformar e destruir as membranas das células do cérebro, bem como tornar tóxicas as gorduras do sangue.

Substâncias como a anfetamina no chocolate melhoram o humor

Pesquisadores afirmam que, além do açúcar, que aumenta os níveis de serotonina, e da gordura, que acalma a mente, o chocolate contém diversas substâncias químicas farmacologicamente ativas, que estimulam o sistema nervoso central, inclusive feniletilamina, semelhante, em alguns aspectos, à anfetamina, substância famosa por melhorar o humor.

Cientistas do *Neurosciences Institute*, em San Diego, sugeriram recentemente outro motivo intrigante para a ação do chocolate no cérebro:
O chocolate pode ter o mesmo efeito calmante da maconha.

Alguns componentes do chocolate e do cacau em pó são primos da anandamida, **que se liga aos mesmos receptores que a maconha** nas células do cérebro. Isso significa que as substâncias químicas do chocolate podem ativar receptores de maconha e, assim, **imitar seus efeitos psicoativos de intensificação das sensações de euforia.**

Com a ingestão de chocolate, fornecemos ao cérebro anandamida suficiente e temos "uma sensação transitória de bem-estar", o que justificaria o desejo de comer chocolate.

Chocolate, seretonina que me vicia

Outra explicação que justificaria o fato do chocolate ser um dos alimentos que mais provocam desejos é o fato de que o açúcar do chocolate aumenta os níveis do neurotransmissor serotonina, responsável pela sensação de bem-estar. A gordura do chocolate aumenta os níveis de outras substâncias químicas cerebrais, chamadas endorfinas, que também geram a sensação de bem-estar.

O chocolate pode exercer, sobre as células do cérebro, uma atração ainda mais forte do que o álcool. Em testes, alguns animais tendem a reduzir a ingestão de álcool quando se lhes oferece uma bebida achocolatada, como opção ao álcool.

Meu chocolate

Ao leite ou derretido
Com passas ou crocante
Puro ou pervertido
Com recheio
É excitante
Eu saboreio
Te mordo
E meu corpo todo
Lambuzado
ChocolateFina arte
Transformada
Misturada
Ao sabor supremo
Meu chocolate
Meu veneno
Você é arte
Só você extermina
Minha melancolia
Você, serotonina
Que me vicia

Liz Christine

Chocolate com pimenta
Explorando o prazer

Receitas

Selecionamos algumas receitas deliciosas para mandar a depressão e o mau humor embora.

Brownie com sorvete de flocos
Esqueça a depressão

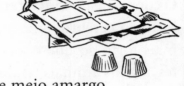

Ingredientes:

200 gramas (1 tablete) de chocolate meio amargo
2 colheres (sopa) de manteiga
½ xícara (chá) de açúcar mascavo
2 ovos,
1 colher (chá) de essência de baunilha
½ xícara (chá) de farinha de trigo integral fina
1 colher (chá) de bicarbonato de sódio
50 gramas de nozes picadas
100 gramas de chocolate ao leite, cortado em cubos
sorvete de flocos

Modo de preparo:

Coloque em uma panela o chocolate, a manteiga e leve ao fogo em banho-maria até obter um creme homogêneo. Adicione o açúcar mascavo e mexa até estar bem dissolvido. Bata os ovos com a essência de baunilha e misture ao creme de chocolate. Adicione a farinha, o bicarbonato, as nozes e o chocolate ao leite. Despeje a massa em forma retangular pequena, untada e enfarinhada. Leve para assar em forno médio. Desenforme e deixe esfriar cerca de 2 horas. Corte o brownie em porções e sirva acompanhado por uma bola de sorvete de flocos.

Capacidade antioxidante: 9.796 ORAC.

Rosca de chocolate com cocada

Depressão, me aguarde...

Ingredientes:
Massa:
    4 colheres (sopa) de açúcar demerara
    2 tabletes de fermento biológico
    ½ kg de farinha de trigo integral fina (mais ou menos)
    ½ colher (sopa) de sal
    2 ovos inteiros
    3 gemas
    1 xícara (chá) de manteiga
    1 xícara de leite de soja
    100 gramas de damasco picado
    4 colheres (sopa) de chocolate em pó

Recheio:
Chocolate:
    400 gramas de chocolate meio amargo picado

Cocada:
    1 copo (300 ml) de água
    2 copos (300 ml) de açúcar demerara
    200 gramas de coco ralado
    2 gemas

Modo de preparo:

Coloque numa vasilha o fermento, o açúcar, o leite e vá acrescentando o resto dos ingredientes. Trabalhe a massa e deixe descansar até dobrar de volume. Para a cocada, leve a água e o açúcar ao fogo, formando uma calda grossa, deixe amornar e acrescente o coco ralado e as gemas. Cozinhe por mais 5 minutos. Deixe esfriar e cubra a rosca. Monte a rosca, recheie, pincele, cubra com a cocada, deixe crescer novamente e leve para assar.

Capacidade antioxidante: 5.250 ORAC.

Shake de chocolate e pêra

Um copo e tchau, depressão

Ingredientes para uma porção:

150 ml de leite de soja
2 colheres (sopa) de chocolate amargo ralado
2 colheres (sopa) de albumina em pó sabor chocolate
1 pêra madura
1 colher (sopa) de suco de tangerina
1 colher (chá) de suco de pêra concentrado

Modo de preparo:

Amorne o leite. Lave a pêra, corte uma fatia e reserve. Descasque o restante da fruta, retire as sementes. Corte a pêra em pequenos pedaços e coloque no liqüidificador. Adicione o suco de tangerina, o suco de pêra, o chocolate e metade do leite. Bata por 15 segundos, adicione a albumina, o restante do leite e bata por mais dez segundos. Coloque a mistura em uma taça, encaixe a fatia da pêra na borda e sirva com canudinho.

Capacidade antioxidante: 1.567 ORAC.

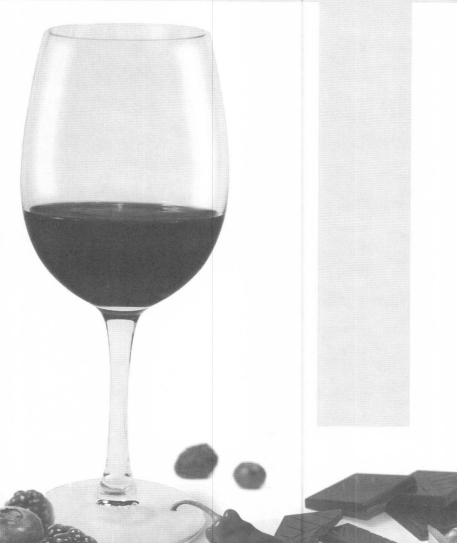

Pimenta

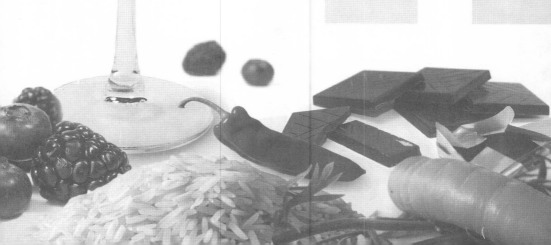

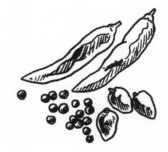

Pimenta

Quem diria, pimenta malagueta para a digestão e aliviar dores

Pimenta - bioflavonóides e antioxidantes de graça

Conhecidas pelo sabor ardente que imprimem aos alimentos, as pimentas são utilizadas medicinalmente para estimular a digestão e aliviar dores.

A **capsaicina, substância presente nas pimentas,** quando aplicada sobre a pele, é um analgésico eficaz, pois leva à redução de um componente das células nervosas, a **substância P,** que transmite os impulsos dolorosos ao cérebro. Tomada como suplemento ou nos alimentos, a capsaicina parece ter um efeito altamente benéfico sobre o sistema digestivo, sendo usada para combater a má circulação, a artrite, a artrose, o colesterol e controlar a hipertensão.

Os benefícios da capsaicina são muitos:

- excelente fonte de vitaminas A e C;
- alivia a congestão nasal;
- previne coágulos sangüíneos que causam ataques cardíacos ou derrame cerebral.

A capsaicina e outros capsaicinóides estão concentrados principalmente nas nervuras brancas e nas sementes, que podem ser removidas para que a fruta fique com um sabor mais suave, nos doces e geléias.

Tenha cuidado ao manusear a pimenta. Ao cortar a pimenta vermelha ou ao remover as sementes e as nervuras brancas, use luvas finas e lave todos os utensílios com água e sabão após o uso. Mesmo uma pequena quantidade de capsaicinóides causa irritação grave ao entrar em contato com os olhos.

As pimentas são mais nutritivas que os pimentões, e as do tipo vermelho, geralmente possuem maior valor nutricional que as verdes. Elas são boas fontes de antioxidantes. Apenas 28 gramas de pimenta contém 70 mg de vitamina C, mais que 100% da RDA (Ingestão Dietética Recomendada), bem como cerca de 70% da RDA para a vitamina A.

As pimentas também contém bioflavonóides, pigmentos vegetais que parecem prevenir o câncer. Além disso, uma pesquisa recente indica que a capsaicina pode atuar como anticoagulante, prevenindo a formação de coágulos, que podem causar ataques cardíacos ou derrames cerebrais.

Para uso externo, deve-se testar a sensibilidade à pimenta, pois ela varia de pessoa para pessoa; por isso, experimente previamente o ungüento em uma área pequena e mais dolorida.

Como uso interno, os suplementos de pimenta podem ser tomados com ou sem alimentos, e até mesmo misturados aos alimentos.

Hoje em dia, seu uso em doces está se tornando comum, principalmente o famoso chocolate com pimenta, que é uma delícia.

Considerados indispensáveis nas cozinhas, por mais de mil anos, os frutos têm sido valorizados também por efeitos farmacológicos. Esses efeitos têm sido relacionados aos componentes que causam o ardor.

Os antigos nos ensinam como usar o fruto da pimenteira

Algumas variedades de pimenta, com alto poder de irritação e dor, podem ter sido usadas há séculos no México e na África, como medicina nativa. É conhecimento comum, também em culturas recentes, o uso de capsaicinóides na medicina. Diferentes preparações foram usadas para o tratamento de febre, resfriado e, especialmente, para casos de desordens estomacais, cólicas e dispepsia alcoólica.

A pasta de pimenta também tem sido usada em aplicações externas, para conter dores e inflamações. No século passado, usavam-se gotas de pimenta como remédio para dor de dente.

A pimenteira também é usada como conservante. Nossos índios utilizavam-na moída com sal ou com cinza para conservar suas sementes de uma safra para outra, principalmente para defendê-las das formigas.

No princípio do século, se preconizou como remédio eficaz contra hemorróidas, dado a incidência dessa doença ser rara nos povos que usavam este condimento. Os árabes a usam como afrodisíaco. Na farmacopéia africana usa-se a pimenta para combater infecções intestinais, como antiparasitário, antidiarréico e cicatrizante.

Novidades para a saúde

A pimenta impede a coagulação do sangue, evitando tromboses. Encontramos na pimenta a presença de vitamina E e vitamina C (seis vezes mais do que na laranja). Além de possuir propriedades antioxidantes, a pimenta é rica em cálcio, ferro, caroteno, tiamina (B1), niacina (B3), riboflavina (B2) e fibras.

Outros estudos revelam que as pimentas também reduzem os riscos de doenças como o câncer, a catarata, o mal de Alzheimer e o diabetes.

Elas possuem também quantidade significativa de magnésio e aminoácidos. As pimentas aumentam a taxa metabólica do organismo e este efeito térmico faz com que **aproximadamente 6 gramas de pimenta queimem cerca de 45 calorias.**

Várias espécies de pimentas consumidas frescas são eficazes medicamentos contra dor de cabeça e de dente, podendo ser usadas no tratamento contra o câncer e durante a quimioterapia, para facilitar ao paciente a deglutição dos alimentos, aliviando as dores de garganta.

> **Pimenta também faz bem para o humor. Elas atuam no cérebro, estimulando a produção de endorfina, o hormônio que produz a sensação de bem-estar.**

Receitas

Selecionamos algumas receitas de "dar água na boca", principalmente quando vem junto com chocolate.

Geléia de pimenta dietética

Ingredientes:

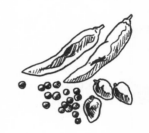

2 kg de maçãs Fuji
6 pimentas dedo de moça
½ litro de água
2 colheres (sopa) de vinagre de maçã
1 colher (sopa) de gelatina incolor em pó sem sabor
4 colheres (sopa) de água quente para dissolver a gelatina
2 xícaras de adoçante em pó

Modo de preparo:

Lave as maçãs e corte, sem tirar as cascas. Coloque em uma panela de pressão com a água e o vinagre, deixe cozinhar (na pressão) por trinta minutos. Tire da panela e bata no liqüidificador por três minutos, mais ou menos. Passe por uma peneira e reserve. Bata quatro pimentas no liqüidificador. Misture as pimentas com as maçãs, leve ao fogo, junte a gelatina já dissolvida na água, mexendo de vez em quando, até o ponto de geléia, por mais ou menos uma hora. Corte duas pimentas bem fininhas e misture à geléia, fervendo por mais dez minutos.

Por último, coloque o adoçante. Misture bem e coloque em potes de vidro.
Capacidade antioxidante: 2.911 ORAC.

Geléia de pimenta

Estimula as endorfinas

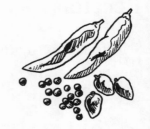

Ingredientes:

300 gramas de pimenta dedo-de-moça
8 xícaras (chá) de açúcar mascavo
1 xícara (chá) de suco de limão
2 xícaras (chá) de água
2 xícaras (chá) de suco de tangerina
1 pitada de sal

Modo de preparo:

Retire os cabos das pimentas. Bata todos os ingredientes no liqüidificador. Coe em uma panela de fundo grosso e deixe ferver em fogo baixo. Vá retirando a espuma que se forma. O tempo de redução varia, conforme o fogão, de 20 a 40 minutos após começar a ferver. Deixe os vidros com água quente até a geléia ficar pronta. Coloque a geléia ainda quente nos vidros e tampe.

Dica para verificar o ponto, derrame um pouco da geléia em um pires e espere esfriar. Ela endurece depois de fria.
Capacidade antioxidante: 11.886 ORAC.

Delícia de chocolate com geléia de pimenta

É só bem estar

Ingredientes:

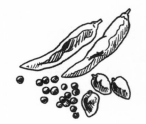

3 ovos
1 colher (sopa) de manteiga
1 copo (180 g) de iogurte natural
1 xícara (chá) de açúcar light
2 xícaras (chá) de farinha de trigo integral fina
2 colheres (sopa) de chocolate granulado
1 colher (sopa) de fermento em pó
½ xícara (chá) de geléia de pimenta

Modo de preparo:

Unte uma forma refratária, de buraco no meio, com geléia de pimenta. Leve a forma ao freezer, no mínimo duas horas. Bata as claras em neve e vá acrescentando as gemas, uma a uma. Coloque o açúcar aos poucos e continue batendo. Acrescente o iogurte alternadamente com a farinha. Acrescente a manteiga, sem deixar de bater. Desligue a batedeira, acrescente o fermento em pó e misture delicadamente. Despeje a massa no refratário e leve ao microondas por oito minutos, em potência alta. Retire a forma do microondas e deixe descansar por alguns minutos. Desenforme ainda morno. Sirva a seguir.
Capacidade antioxidante: 1.270 ORAC.

Devil - chocolate com pimenta

Afrodisíaco e delicioso

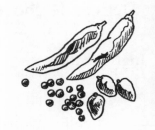

Ingredientes:

1 xícara (chá) de manteiga
2 xícaras (chá) de açúcar mascavo
3 ovos
100 gramas de chocolate meio amargo
2 xícaras (chá) de farinha de trigo integral fina
1 ½ colher (sopa) de bicarbonato de sódio
1 copo (180 g) de iogurte natural
1 colher (chá) de essência de baunilha
1 xícara (chá) de água fervente
1 pote de sorvete de creme

Primeira cobertura:

1 lata de creme de leite light
200 gramas de chocolate meio amargo

Segunda cobertura:

100 gramas de geléia de pimenta
½ xícara (chá) de água

Modo de preparo:

Bata a manteiga com o açúcar mascavo até ficar um creme. Acrescente os ovos, um a um, e o chocolate dissolvido na água fervente. Adicione a farinha e o bicarbonato, alternando com o iogurte e a essência de baunilha. Despeje em uma forma redonda (24 cm de diâmetro) untada e enfarinhada e leve ao forno médio-alto (200°C) cerca de 30 minutos ou até que a massa esteja assada.

Primeira cobertura:

Aqueça o creme de leite em banho-maria e misture o chocolate picado, mexendo até formar um creme homogêneo.

Segunda cobertura:

Leve ao fogo a geléia e a água; quando ferver, mexa bem e desligue.

Montagem:

Arrume em um prato, uma fatia de bolo com uma bola de sorvete de creme ao lado. Espalhe a cobertura de chocolate sobre o sorvete e a de geléia sobre o bolo.
Capacidade antioxidante: 3.873 ORAC.

Petit gateau com geléia de pimenta

O prazer repleto de bioflavonóides

Ingredientes:

200 gramas. de chocolate meio amargo
1 lata de creme de leite
5 gemas
5 ovos
½ xícara (chá) de açúcar light
1 xícara (chá) de farinha de trigo integral fina peneirada
1 pote de sorvete de creme
100 gramas de geléia de pimenta
½ xícara (chá) de água

Modo de preparo:

Leve ao fogo em banho-maria, o chocolate picado e o creme de leite. Derreta e reserve. Em uma tigela, misture muito bem as gemas, os ovos inteiros, o açúcar e a farinha, até ficar homogêneo. Misture o chocolate reservado e mexa bem até obter uma massa lisa. Unte com manteiga, oito forminhas pequenas (10 cm de diâmetro) e distribua a massa. Leve ao forno médio-alto (200°C pré-aquecido por 10 minutos) e asse por 15 minutos, aproximadamente. Leve ao fogo a geléia e a água, quando ferver, mexa bem e desligue.

Montagem:

Espalhe a geléia derretida sobre pratinhos individuais, desenforme o petit-gateau morno, coloque uma bola de sorvete de creme ao lado e sirva.

Capacidade antioxidante: 2.496 ORAC.

Bolo de frutas, chocolate e pimenta

Saudável, chique e coberto de antioxidantes

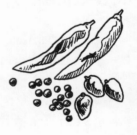

Ingredientes:

100 gramas de nozes picadas
80 gramas de uvas passas sem sementes
80 gramas de frutas cristalizadas picadas
1 xícara (chá) de figos em calda picados
½ xícara (chá) da calda dos figos
1 xícara (chá) de ameixas pretas picadas

1 xícara (chá) de vinho tinto seco ou suave
¼ xícara (chá) de água
½ xícara (chá) de açúcar light
½ xícara (chá) de açúcar mascavo
100 gramas de manteiga
4 ovos
2 xícara (chá) de farinha de trigo integral fina
1 colher (sopa) de pimenta da Jamaica bem picada
1 ½ colher (sopa) de fermento em pó
1 xícara de chocolate em pó

Modo de preparo:

Deixe as nozes, as uvas passas, as frutas cristalizadas, os figos e as ameixas em infusão com o vinho, a calda dos figos e a água, por duas horas. Bata a manteiga com os ovos, o açúcar light e o açúcar mascavo. Junte a pimenta, a farinha peneirada, o chocolate e misture. Misture as frutas com todo o caldo e finalmente o fermento, mexendo delicadamente. Coloque em forma untada e enfarinhada, e leve ao forno médio por 35 minutos, ou 15 minutos no microondas.

Observação:

A massa deve ficar bem líquida, coloque até a metade da forma. Este bolo dura até 20 anos congelado.
Capacidade antioxidante: 180.591 ORAC.

Pêras e calda de chocolate com pimenta

Sofisticação, saúde e prazer sem culpa

Ingredientes:

2 pêras
1 ½ xícara (chá) de vinho tinto
2 colheres (sopa) de açúcar mascavo
100 gramas de chocolate meio amargo picado
100 gramas de geléia de pimenta
1 colher (sopa) de manteiga

Modo de preparo:

Descasque e cozinhe as pêras no vinho com o açúcar até que estejam macias, por cerca de 20 minutos, em fogo baixo e panela tampada. Retire-as do vinho e espere que esfriem.

Calda:

Coloque o chocolate picado, a manteiga e quatro colheres (sopa) de água em uma panela. Leve ao fogo baixo, mexendo sempre, até obter uma mistura homogênea. Retire do fogo, reserve e junte a geléia de pimenta.

Montagem:

Quando as pêras estiverem frias, coloque-as em pratinhos de sobremesa, e cubra com a calda de chocolate com pimenta.
Capacidade antioxidante: 1.981 ORAC.

Conserva de frutas com pimenta

Antioxidante total

Ingredientes:

10 colheres (sopa) de açúcar mascavo
6 colheres (sopa) de mel de flor-de-laranjeira
1 xícara (chá) de vinagre de maçã
suco de 1 limão
4 pimentas dedo-de-moça bem picadas
1 xícara (chá) de casca de laranja
600 ml de vinho tinto
5 a 8 nozes picadas
10 damascos secos picados
4 maçãs
2 colheres (sopa) de uvas passas

Modo de preparo:

Afervente a casca de laranja por 10 minutos e corte-a em pedaços pequenos. Descasque as maçãs e corte-as em cubos pequenos, regando-as com o suco de limão. Em uma panela, coloque para ferver o vinagre, o vinho, o açúcar, o mel e as pimentas por 10 minutos, retirando a espuma que se formar. Em seguida, junte as frutas e a casca de laranja e, depois de 5 minutos, as nozes. Cozinhe por mais 1 minuto. Retire do fogo, escorra as frutas, conservando o líquido de cozimento, transfira-as para potes de vidro esterilizados, comprimindo-as com cuidado. Coloque o líquido de cozimento para ferver e despeje-o em seguida, aos poucos, sobre as frutas, até cobri-las. Tampe os potes.
Capacidade antioxidante: 13.432 ORAC.

Homocisteína

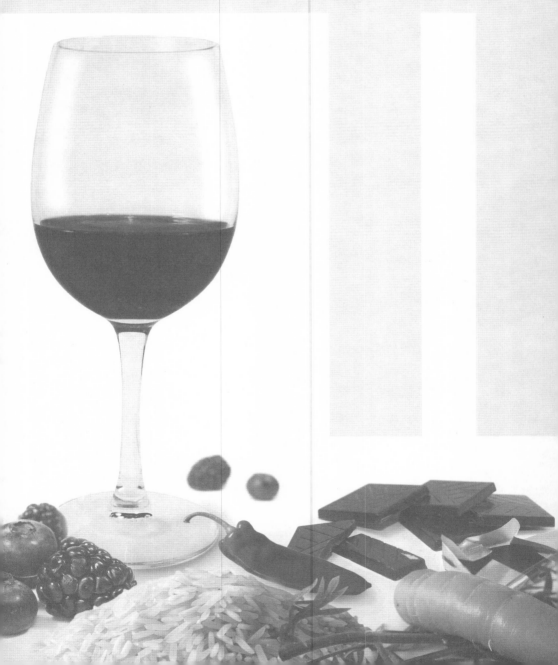

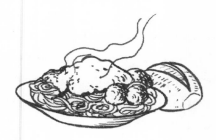

Homocisteina

O vilão do seu sangue e da juventude eterna

Não é só o colesterol que pode estar sobrando no sangue, a ponto de ameaçar as artérias. Ele já foi o maior bode expiatório dessa história toda, mas hoje sabe-se que ele não está sozinho.

Gorducho por gorducho, o pior tipo é aquele que acumula seus excessos na linha da cintura, nos homens, e celulite, nas mulheres. Ou seja, em tese, entre duas pessoas com colesterol igualmente alto, correrá mais riscos o homem que tiver a cintura mais grossa em relação aos próprios quadris e, na mulher, a que tiver mais celulite.

Homocisteína: um aminoácido encontrado no sangue.

Normalmente presente em pequenas quantidades, é usado no metabolismo (como o colesterol) para a produção de hormônios.

A homocisteina é a **vilã da juventude eterna**, pois interfere na acidez do sangue.

O que é a homocisteína?

A homocisteína é um aminoácido não essencial, que tem sido apontado como fator independente de doença cardiovascular. Estudos e pesquisas chegam a classificá-la como um fator de risco tão importante quanto a hipertensão, colesterol alto e outros problemas circulatórios, que predizem o desenvolvimento de doenças arteriais coronarianas.

A homocisteína é um metabolizador da metionina, que é um ácido essencial.

Os inimigos do coração estão ligados ao nosso estilo de vida: fumo, sedentarismo, obesidade, estresse, hipertensão, erros alimentares e à deficiência hormonal na menopausa. Para que estes processos não ocorram, são necessárias vitaminas que regulem essas reações bioquímicas no organismo, como vitaminas B6, B9 e B12.

Todas as gorduras e o colesterol causam problemas à saúde?

A teoria da homocisteína mostra que **nem todas as gorduras e o colesterol causam problemas de saúde como arteriosclerose, acidentes vasculares cerebrais e ataques cardíacos,** mas apenas as "**gorduras trans**" (gorduras que são hidrogenadas, como margarinas, pipoca de microondas e frituras) e os oxicolesteróis.

Devemos concentrar a nossa atenção nos carboidratos refinados, que se tornam desprovidos das vitaminas do complexo B. Esse é o principal fator de risco na produção do aminoácido homocisteína, mais prejudicial do que o colesterol LDL, o colesterol ruim.

Esta teoria trata de uma idéia comprovada: seu estudo foi publicado por Dr. Kilmer Mccully e Martha Mccully, e suas pesquisas são reconhecidas internacionalmente. Elas apontam novos caminhos para quem quer se manter saudável.

A revolucionária descoberta do Fator Homocisteína é um novo enfoque para as doenças cardíacas, circulatórias, o colesterol e a longevidade, e até mesmo para a estética (como celulite), problemas de pele, dores articulares, artrite, arteriosclerose e a obesidade.

Na ausência de vitaminas do complexo B, o organismo fica falho na eliminação dos resíduos da queima da proteína, o que leva à elevação da homocisteína.

O segredo para evitar a formação e ajudar na eliminação da homocisteína está em três vitaminas:

> **Vitamina B12 (cianocobalamina)**
> **Vitamina B9 (ácido fólico)**
> **Vitamina B6 (piridoxina)**

Evitando a formação de Homocisteína

Felicidade e longevidade é o que todos queremos. Para isso, devemos evitar a formação de homocisteína reduzindo, assim, a incidência de doenças e prevenindo o que nos ameaça.

Iniciamos com as dicas de como evitar a formação deste maior vilão do envelhecimento do nosso coração, e como conseguimos eliminá-lo, caso já estejamos com um índice alto de homocisteína (mais de 8 micromoles).

O grande segredo está nos alimentos ricos em vitaminas B. A vitamina B12 (cianocobalamina), a vitamina B9 (ácido fólico), a vitamina B6 (piridoxina), mais a B3 (niacina- estimulante da serotonina, neurotransmissora do prazer) transformam a homocisteína em outras substâncias que são facilmente excretadas do corpo pela urina.

Em pesquisas mundiais, constatou-se que boa parte das pessoas que sofreram ataques cardíacos e acidente cardiovascular não tinham o colesterol alto, e sim, um índice alto de homocisteína. A alimentação saudável, incluindo alguns itens "CHIQUES", como o vinho tinto (com o seu incrível resveratrol e vitamina B3) e o patê foie gras (fígado de ganso), devido aos seus componentes vitamínicos do complexo B (B9, B6 e B12), torna este livro uma arma para o bom gerenciamento da saúde.

Por que os franceses ?

Pergunta-se: Por que os franceses, que ingerem muito colesterol e gorduras saturadas, têm uma baixa incidência de doença cardíaca?

Isto nos leva ao chamado **paradoxo francês**. A explicação típica do paradoxo francês é que, como os franceses tomam muito vinho tinto, os benéficos antioxidantes fitoquímicos contidos no vinho atuam como inibidores de doenças cardíacas. A maioria das pesquisas indica que a **casca da uva** contém fitoquímicos que protegem o coração.

Um índice menor de ataques cardíacos sugere uma alimentação rica em alimentos com vitaminas B. Vinho tinto e patê de froie gras (patê de fígado de ganso) são alguns deles. Uma vez que os franceses bebem vinho tinto com freqüência, esses antioxidantes estão protegendo seu coração. Além disso, a quantidade de vitaminas B6, B3 e B9 presentes no vinho e no patê de fígado de ganso ajudam a prevenir níveis elevados de homocisteína.

Fígado de ganso e as vitaminas

Um fator muito importante é que, em muitas regiões da França, o consumo de fígado faz parte da alimentação básica. O fígado é a melhor fonte individual de vitamina B6, vitamina B9 e vitamina B12 que existe. Ao comer patê de fígado de ganso, fígado e moela, os franceses consomem grandes quantidades dessas três vitaminas, impedindo assim a elevação dos níveis de homocisteína.

Grãos

Outro fator importante e significativo entre uma dieta saudável e uma desencadeadora de homocisteína está no uso de grãos. O pão logo vem à mente quando pensamos na França. Quando pensamos na Itália, o que nos ocorre é a macarronada. No Brasil, o arroz e o feijão.

Se o pão, o macarrão e o arroz desses pratos fossem integrais, esses alimentos tornar-se-iam boas fontes de vitamina B. Mas, muitas vezes, eles são feitos de produtos altamente refinados e, portanto, sem nenhuma dessas vitaminas.

Não precisamos eliminar esses alimentos por completo. Mas, a sugestão é dar preferência para os feitos com grãos integrais. Junte sempre ao trigo e ao arroz, um bom vinho ou um bom patê de fígado de aves (os de porco e outros são carregados de toxinas).

Chegamos à conclusão que, se conseguirmos resistir à recente tendência de alimentos processados e refinados, além de fast-food, poderemos evitar grandes riscos de doenças no futuro.

Colesterol ou homocisteína - qual o verdadeiro vilão das artérias?

O aumento do colesterol, principalmente do tipo LDL (o mau colesterol), abre caminho para a arteriosclerose, que por sua vez, obstrui as artérias do coração e causa o infarto, em uma verdadeira ação em cascata.

O Colesterol elevado passou a ser o inimigo número um. Um fato muito importante que intrigava os pesquisadores. E se ele é realmente o grande vilão, como explicar a ocorrência de infartos em pessoas com colesterol absolutamente normal?

Como explicar o infarto em jovens, que, igualmente, não apresentam qualquer anormalidade no seu colesterol? Parece finalmente ter sido encontrada a resposta -a homocisteína.

Devido ao esgotamento do solo, industrialização excessiva dos alimentos, muito consumo de alimentos pobres em substâncias vitamínicas, como os grãos refinados, nosso organismo passa a acumular homocisteína. Como exemplo podemos citar o arroz branco, que passa por um processo de branqueamento com parafina e talco, chegando à nossa mesa desfalcado dessas vitaminas, pois tanto ele, como o trigo integral são nossas maiores fontes de vitamina B.

É a homocisteína, e não o colesterol, a substância que inicia as lesões vasculares que levam ao infarto. Ainda pior, a homocisteína acelera a oxidação do mau colesterol, o LDL, aumentando ainda mais os danos vasculares.

Fatos impressionantes: a suplementação vitamínica (vitaminas B6, B9 e B12) corretamente usada, gera a total normalização dos níveis de homocisteína.

Hoje, já é possível realizar um exame de sangue que teste a homocisteína - o resultado é em micromoles. (verifique, na tabela nº 2, no final do livro, o índice normal de homocisteína no sangue, e o controle com os suplementos.)

Como prevenir?

A maior parte dos trabalhos publicados e referenciados na bibliografia médica tem assinalado a necessidade da suplementação através dos alimentos, ou através de complementos nutricionais, como forma de controlar as alterações metabólicas dos aminoácidos, principalmente aqueles envolvidos na produção de homocisteína.

Na maioria dos pacientes, a simples administração de:

- Ácido fólico (vitamina B9) = 5 miligramas;
- Piridoxina (vitamina B6) = 30 a 50 miligramas; e
- Cianocobalamina (vitamina B12) = 10 a 35 microgramas.

Tomadas meia hora antes das refeições (todas as vitaminas B e a vitamina C são hidrossolúveis, sendo absorvidas somente no meio aquoso), com líquidos e nunca junto com alimentos gordurosos, podem resolver os inúmeros problemas já mencionados.

É um mecanismo extremamente simples e barato de controle da homocisteína, problema arteriosclerótico secundário, problemas circulatórios e celulite. Com o uso dessas dosagens, haverá uma alteração metabólica evidencial dentro do organismo em menos de três meses.

Pesquisas

Em estudos retrospectivos, realizados na Europa, incluindo 3.000 indivíduos, num período de 5 anos, com o tratamento empregando o complexo acima mencionado, ficou reduzido o risco de angina e de ataque cardíaco em 75% dos pacientes que usaram regularmente as três vitaminas e fizeram uma alimentação baseada em grãos integrais.

A homocisteína está muito ligada à dieta.

Estatísticas mostram que o Japão é o país com menor índice de mortes por doenças do coração, enquanto que os Estados Unidos têm um dos índices mais altos.

Uma questão tornou-se importante: será que os pacientes brasileiros com doenças cardiovasculares também têm alteração nos níveis de homocisteína?

s

A homocisteína e o equilíbrio dos hormônios femininos

É necessário um delicado equilíbrio dos hormônios femininos para o controle da homocisteína. Com hormônios de menos, a homocisteína sobe; hormônios de mais, a vitamina B6 e a vitamina B9 não conseguem mais controlar a homocisteína.

A terapia de reposição hormonal pode trazer benefícios ainda maiores para mulheres com maior predisposição a doenças cardíacas por questões dietéticas, genéticas, de tabagismo e outros fatores de risco.

Atualmente, os problemas vasculares associados à pílula anticoncepcional desapareceram quase por completo, por que a quantidade de estrogênio e progesterona contida nos contraceptivos orais é muito menor hoje do que quando eles foram lançados.

Contudo, se você fumar enquanto estiver tomando a pílula anticoncepcional, decididamente haverá um aumento do risco de trombose e embolia. Isso porque o fumo, da mesma forma que os hormônios contraceptivos, prejudica a ação da vitamina B6 e da vitamina B9 no organismo.

Há muitos anos sabe-se que uma deficiência de hormônio da tireóide aumenta a chance de doença cardíaca. Por muito tempo, os médicos pensaram que isso era resultado de um aumento do colesterol e dos triglicerídeos .

Aonde o coração vai o cérebro vai atrás
Cuidado com o cérebro

A homocisteína é devastadora para o declínio cerebral

A homocisteína, em excesso no sangue, ajuda a obstruir e destruir os vasos sangüíneos, podendo danificar a acuidade mental e o humor por meio de um efeito tóxico direto sobre as células cerebrais.

Os níveis altos de homocisteína são os responsáveis pelo declínio de habilidades intelectuais. **Estudos relatam que, em um teste de competência mental, homens de meia-idade e idosos com as maiores concentrações de homocisteína no sangue tiveram exatamente o mesmo desempenho de pacientes nos estágios iniciais da doença de Alzheimer.**

Alerta

Um alto índice de doença cerebrovascular, cerca de 40%, parece estar associado a altos níveis de homocisteína. Os altos níveis de homocisteína provocam não apenas problemas de memória, concentração e capacidade de raciocínio, mas também de humor. Entre um grupo de pessoas deprimidas, jovens e idosos, quanto maiores os níveis de homocisteína, menores as notas em testes de acuidade mental e avaliação do humor. Em um estudo recente de pacientes com depressão, 79% tinham homocisteína elevada e 19%, baixos níveis de vitamina B9.

Conclusão

Os altos níveis de homocisteína prognosticam maior suscetibilidade à deterioração mental e depressão, tanto em jovens quanto em idosos.

Luz acesa mata o coração

Apague a luz

A maneira mais obscura de matar suas células endoteliais é o excesso de luz, pois a luz estimula a produção de homocisteína.

Você pode matar suas células endoteliais das seguintes maneiras:

1 **Cortisol elevado crônico (luz inesgotável)** - pela manhã, quando o sol nasce, iniciamos o máximo de liberação do hormônio cortisol, para poder acordar. Dormir após as sete horas da manhã pode levar a doenças crônicas relacionadas a mudança no relógio biológico.

2 **Altos níveis de endotoxina LPS (não dormir)** - dormir pouco e mal;

3 **Homocisteína alta (luz em excesso)** - dormir com luz acesa, mesmo pouca, mas de maneira contínua (televisão, luz indireta a noite inteira).

Podemos dizer, com segurança, que a conseqüência direta disto é a doença cardíaca, ou seja, um estado caracterizado por células endoteliais mortas, causado por não dormir corretamente e por excesso de luz.

O prelúdio do derrame

Os altos níveis sangüíneos de homocisteína são sinais de futuros derrames.

Uma análise de pesquisas médicas, realizada em 1992 por pesquisadores suecos, revelou que um quarto dos pacientes com doenças cardiovasculares tinha altos níveis sangüíneos de homocisteína.

Angiogramas da artéria carótida (do pescoço), que leva sangue e oxigênio até o coração, revelaram a obstrução ou o fechamento em 85% de um grupo de pacientes com altos níveis de homocisteína que haviam sofrido isquemia transitória (um prelúdio do derrame) ou um pequeno derrame.

Na verdade, os níveis altos de homocisteína são **um sinal mais forte do derrame do que o cigarro, hipertensão arterial ou colesterol alto.** 40% dos pacientes que tiveram derrames de todos os tipos - decorrentes de embolia, hemorragia, obstrução ou doença da artéria carótida - tinham altos níveis de homocisteína.

Um estudo clínico realizado em 1998, no Canadá, oferece a primeira prova de que um tratamento a base de vitamina B pode impedir a evolução da arteriosclerose.

Estudos estão comprovando que pacientes em tratamento da síndrome do túnel do carpo (osso localizado entre a mão e o antebraço) acabaram colhendo os benefícios do método da homocisteína. Esse comum e doloroso problema é causado pelo **uso excessivo do pulso, mão e dedos (digitadores e tenistas sofrem tipicamente desse mal).** Os problemas relacionados com gravidez, diabetes ou distúrbios hormonais, também estão recebendo benefícios.

Os pacientes receberam **grandes doses de B6 (piridoxina)** para alívio dos sintomas. A maioria desses pacientes beneficiou-se com o tratamento, e também tiveram uma incidência de doenças cardíacas muito menor que a esperada.

Além disso, o estudo descobriu que muitos doentes tinham, originalmente, deficiências de vitamina B6 no sangue, o que, para muitos, havia produzido sintomas de doença cardíaca, bem como da síndrome do túnel do carpo.

Fibromialgia
Dor, endurecimento muscular e fadiga

A **fibromialgia** é na verdade um conjunto de distúrbios caracterizado por dor, enrijecimento muscular, além de uma fadiga persistente e debilitante. Um problema estreitamente relacionado com a fibromialgia é conhecido como síndrome da fadiga crônica.

Os pacientes com esses males queixam-se de uma fadiga incapacitante, que dura mais de seis meses, geralmente acompanhada de febre ou calafrios, garganta seca, gânglios linfáticos doloridos, fraqueza muscular, dor de cabeça, dor nas juntas, distúrbios neuropsicológicos e anormalidades do sono.

A fibromialgia e a síndrome da fadiga crônica são problemas estreitamente relacionados, cuja causa ainda é desconhecida.

Um estudo de 1997, feito na Suécia, descobriu que pessoas que sofriam de fibromialgia e de fadiga crônica tinham níveis elevados de homocisteína em seu líquido cérebro-espinhal, o líquido que cerca o cérebro. A maioria das pessoas envolvidas no estudo tinha também níveis baixos de vitamina B12 no líquido cérebro-espinhal, o que possivelmente explicava o nível anormal de homocisteína. Pergunta-se: as três vitaminas (B12, B9 e B6) poderiam ajudar? Com certeza.

Deficiências vitamínicas

Deficiências de vitamina B6, vitamina B9 e vitamina B12, particularmente em idosos, têm sido associadas a uma ampla gama de distúrbios e anormalidades mentais, incluindo depressão, irritabilidade, confusão e convulsões. Pesquisas recentes demonstraram a presença de deficiência de vitamina B9 em cerca de um terço dos pacientes com distúrbios psiquiátricos agudos. Curiosamente, o tratamento com vitamina B9 (ácido metiltetraidrofólico) diminuiu os sintomas esquizofrênicos e depressivos.

Vitamina B12

A deficiência de vitamina B12 em idosos causa uma variedade de sintomas neurológicos e psiquiátricos, incluindo sensações anormais, confusão mental, perda de memória, marcha insegura, fraqueza e depressão.

Vitamina B6

A deficiência de vitamina B6 causa irritabilidade, convulsões, confusão e depressão em bebês e adultos.

Avanços recentes no entendimento do funcionamento do cérebro trouxeram explicações de como a homocisteína pode causar ampla variedade de anormalidades na função cerebral e nervosa.

Quando animais recebem a injeção de grandes doses de homocisteína, eles entram em convulsão, e algumas crianças com homocistinúria também sofrem de convulsões.

Além das vitaminas B6, B9 e B12, é aconselhável tomar também vitamina E, vitamina C, oligoelementos e minerais agregados, balanceados para a prevenção de doenças cardíacas.

Controlando a homocisteína

Dicas práticas:

1 Não ingira nenhum alimento pré-embalado contendo óleos parcialmente hidrogenados, gorduras sintéticas. Esses produtos contêm contaminantes que aumentam o risco de doenças cardíacas.

2 Evite amendoins mofados, carnes curadas com nitritos, tais como mortadela e salame, alimentos defumados e muito salgados e alimentos temperados com grandes quantidades de açafrão. Eles contêm carcinógenos naturais que aumentam o risco de câncer.

3 Compre legumes e verduras da época, esses alimentos contêm as maiores quantidades das vitaminas B6 e B9.

4 Não coma nada conservado por irradiação, processo que reduz a quantidade de vitaminas B6 e B9 dos alimentos.

5 Só utilize os remédios "estatina" para baixar o colesterol se, após seis meses tomando suplementos de vitamina B6, B9 e B12, a homocisteína não tiver baixado para os

níveis normais. Essa potente droga "estatina" realmente só deve ser tomada por pessoas com curta expectativa de vida, por causa de sua propensão a causar câncer e outros efeitos tóxicos.

6 **Se você estiver tomando "estatina", suplemente o tratamento com a coenzima Q10 (75 mg diárias).**

7 Consuma uma ou duas taças de vinho tinto nas refeições, vários dias por semana. Tente evitar bebidas destiladas como gim, vodca, aguardente e uísque. Limite o consumo de cerveja, devido ao seu alto teor calórico e aos seus aditivos químicos.

8 **Limite o consumo de café, a uma ou duas xícaras, por dia. Alterne o café com chá, chá de ervas e chá verde, que contêm fitoquímicos benéficos e menos cafeína.**

9 Use apenas pequenas doses de hormônios contraceptivos durante os anos de reprodução e jamais fume enquanto estiver usando essas drogas.

10 Peça para seu médico verificar o funcionamento da sua tireóide, no caso de haver uma inexplicável elevação da homocisteína do sangue.

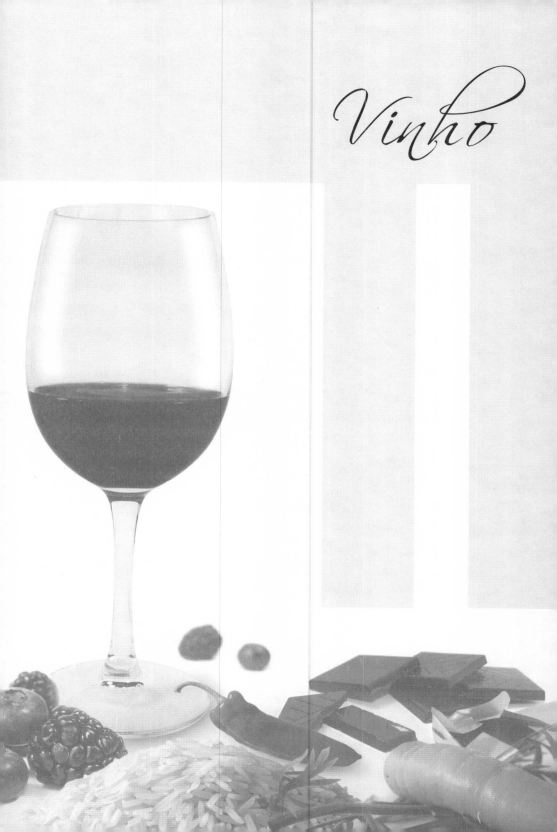

Vinho

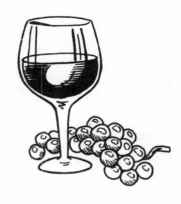

Vinho

Uma bebida milagrosa

Colocar o vinho no cardápio do dia-a-dia faz bem ao coração e, segundo pesquisas, uma de suas moléculas pode combater o câncer e proporcionar longevidade. **Agora, novos estudos apontam o "resveratrol"**, uma substância encontrada na uva, como sendo um aliado contra a homocisteína.

Além da degustação, conta-se com os efeitos benéficos da bebida na prevenção de doenças cardíacas. De artigo de luxo, o vinho vem se transformando em recomendação de muitos cardiologistas.

Sou gaúcha e orgulho-me de dizer que o Rio Grande do Sul produz vinhos tintos com grande concentração da molécula resveratrol, uma das 200 substâncias polifenólicas encontradas em cada taça, e que beneficiam não só o coração, mas também combatem o câncer. Os componentes contidos nos vinhos nacionais, comparados aos de outros países, só perdem para os franceses.

> **Um detalhe muito importante**
>
> As parreiras de uva devem vir de regiões onde as mesmas têm de sofrer para ir em busca da água, só assim conseguirão retirar as substâncias que as enriquecem. No Brasil, os vinhos da região sul são os mais ricos em resveratrol e nas 200 substâncias polifenólicas, pois as videiras são plantadas em regiões montanhosas.

Os cientistas começaram a desconfiar dos benefícios do vinho para o sistema circulatório ao observar estudos de populações. Ainda nos anos 50, chamou atenção o que ocorria na França. Seu povo se empanturrava de comidas gordurosas, mas mesmo assim, tinha um índice de mortes por doenças cardíacas menor do que em outros países ocidentais. O mistério foi resolvido quando se percebeu uma diferença fundamental: eles são bebedores contumazes de vinho.

E o suco de uva?

Existe entre 0,03 e 0,15 miligrama de resveratrol em cada 100 gramas de uva. Mas, o vinho tinto tem valores maiores que o suco, graças ao seu processo de fabricação.

Artérias sem placas

Além disso, o resveratrol dificulta a agregação de plaquetas, células sangüíneas que correm até um determinado local de uma artéria, quando nela há uma lesão.

Normalmente, as plaquetas se concentram na região danificada com o objetivo de formar um tampão para estancar o sangue. Mas esse congestionamento, em um vaso já estreitado pela gordura ali depositada, pode causar uma obstrução fatal. Essas ações da substância do vinho estão comprovadas em trabalhos que mostram o que ocorre nos vasos sangüíneos de quem tem o hábito de bebê-lo.

Grupos de estudo de vários países estão mergulhados em evidências de que o resveratrol tem diversos efeitos benéficos. Entre eles, uma provável ação contra o desenvolvimento de tumores. O primeiro especialista a levantar essa hipótese foi o oncologista John Pezzuto, da Universidade de Illinois, nos Estados Unidos.

Em um trabalho de 1997, Pezzuto provou que o resveratrol "tem uma ação antioxidante e antimutagênica". Isto é, por um lado evita as moléculas de radicais livres, que podem induzir ao câncer. Por outro, inibem mutações genéticas que disparam um tumor.

Goles contra o herpes

Outras investigações realizadas por cientistas da Universidade Northeastem Ohio, nos Estados Unidos, sugerem que o resveratrol pode ser um bom remédio contra o herpes, combatendo a inflamação.

O segredo está na casca

A diferença não se deve às uvas em si, mas ao processo de fabricação da bebida. Na elaboração dos tintos, a casca da fruta é fermentada junto com a polpa. E é justamente nela que está concentrado o resveratrol. "Na produção dos brancos, a casca é descartada".

Opte pelo vinho tinto

O vinho tinto tem alto teor de antioxidantes, que podem ajudar a proteger o cérebro dos danos provocados pelos radicais livres, derrames e perda de memória relacionada à idade.

O excesso de álcool é particularmente prejudicial ao cérebro e aumenta a probabilidade de derrames. No entanto, com moderação, o álcool tem efeitos antiinflamatórios e tende a elevar o colesterol HDL, o colesterol bom, o que poderia ajudar a proteger os vasos sangüíneos da destruição.

O maior segredo do vinho tinto parece ser a alta concentração de antioxidantes, ausentes em outras bebidas alcoólicas.

Entre um grupo grande de 3.700 homens e mulheres franceses com mais de 65 anos, os que bebiam moderadamente tinham apenas 18% da probabilidade, em relação aos que não bebiam, de sofrer declínio intelectual severo com a idade (demência). **Os que tomavam vinho apresentavam também apenas 25% da probabilidade de desenvolver a doença de Alzheimer, em relação ao grupo que não bebia.**

Cientistas ingleses criaram uma tabela de equivalência comparando a ação antioxidante de alimentos e bebidas, isto é, eles mediram seu poder de combater os famigerados radicais livres. Veja, a seguir, que o mais potente foi, de longe, o vinho tinto:

Mais	1 taça de vinho
	2 xícaras de chá preto
	4 maçãs
	3,5 copos grandes de cerveja
	7 copos de suco de laranja
	12 taças de vinho branco
Menos	20 copos de suco de maçã

Motivos pelos quais o vinho tinto, ingerido com moderação, pode beneficiar o cérebro

- Vinho contém antioxidantes: O vinho tinto tem um teor excepcionalmente alto de antioxidantes polifenóis, sobretudo antocianinas. Os antioxidantes ajudam a proteger as células do cérebro dos ataques dos radicais livres, danos genéticos, mau funcionamento e morte.

- Vinho protege os vasos sangüíneos: O álcool aumenta o colesterol HDL (o colesterol bom) e reduz ligeiramente o colesterol LDL (o colesterol ruim). Os polifenóis presentes no vinho tinto atuam como anticoagulantes, agentes para a dissolução de coágulos e dilatadores de artérias. Portanto, um copo de vinho por dia, sobretudo junto com as refeições, pode reduzir o acúmulo de plaquetas na carótida e, assim, desencorajar a ocorrência de derrames.

Depressão

Foi documentado que as pessoas que tomam vinho tinto têm menos depressão do que as que não o tomam. Uma das questões observadas é que existe uma substância, **a tiamina, que se transforma em serotonina**, aquela que, quando diminuída no cérebro, causa a depressão.

No caso das doenças cancerígenas, quem habitualmente bebe vinho tem 20% menos chance de adquirir a doença. As pessoas que sofrem dessa doença e tomam vinho moderadamente toleram bem melhor os tratamentos recomendados, como a quimioterapia e a radioterapia.

Os maiores responsáveis pela prevenção de algumas doenças são os polifenóis, potentes antibióticos e antioxidantes que evitam a ação de algumas bactérias. Existem mais de 60 doenças causadas pela ação de radicais livres. E onde estes agem, o vinho age contra, como na pressão arterial, derrame cerebral, entre outros.

Vinho e osteoporose

Pesquisadores comprovam os benefícios do vinho na osteoporose. Através de um trabalho realizado com mulheres de mais de 70 anos, foi revelado que as que tomam, até três vezes por dia, um copo de vinho, ganham massa óssea.

Vinho moderado

As virtudes terapêuticas do vinho só ocorrem se ele for bebido moderadamente, principalmente durante as refeições, porque é neste período que o organismo absorve menos álcool.

Sobre os benefícios proporcionados à aparência física, o vinho tinto também confere à pele uma textura rosada e limpa. Outro dado interessante é que, atualmente, as propriedades do vinho já estão sendo bastante usadas em SPAS por todo o mundo, que utilizam a vinoterapia para tratamentos de pele com óleos essenciais de sementes de uva e banhos de vinho. Outro setor que tem se beneficiado é o das indústrias de cosméticos, que lançam produtos como os cremes desenvolvidos à base de semente de uva, que são fantásticos.

Vinho é saúde: o vinho tinto pode por fim à úlcera péptica

O consumo moderado do vinho tinto pode ajudar a eliminar do corpo humano um tipo de bactéria há muito tempo suspeita de causar a úlcera péptica. A Helicobactéria pylori pode cavar buracos na parede do estômago e pode ser responsável pela maioria das úlceras pépticas. Médicos acham que certas substâncias podem ativá-las ou combatê-las.

Um grupo de estudo publicou, no Jornal da Gastroenterologia, uma pesquisa envolvendo mais de 10.000 pacientes de 20 a 59 anos de idade, em sete centros de saúde em Bristol, na Inglaterra. Entre 1996 e 1998, os voluntários realizaram testes sobre a Helicobactéria pylori e relataram os seus hábitos de beberem bebidas alcoólicas (o estudo definia um copo de vinho tinto por dia). Aqueles que bebem sete copos de vinho por semana têm 17% menos chance de terem uma infecção pela bactéria Helicobactéria pylori do que aqueles que não bebem. Participantes que beberam três a seis copos de vinho por semana mostraram 11% menos risco.

Os pesquisadores teorizam que os efeitos antibacterianos podem ocorrer devido a certos componentes, os polifenóis, abundantes no vinho.

A ação antioxidante dos polifenóis

Os benefícios de beber vinho tinto foram discutidos ao longo da última década, depois da descoberta do chamado "paradoxo francês". Dezenas de estudos vêm mostrando que o segredo pode ser um copo ou dois de vinho tinto durante as refeições.

Porém, para melhorar sua função terapêutica, **o vinho deve ser bebido durante o almoço ou o jantar. A ingestão de alimentos aumenta a absorção dos polifenóis, substâncias presentes nos vegetais, cuja principal função é protegê-los de ataques biológicos de fungos, bactérias e dos raios ultravioletas do sol.**

Como os polifenóis estão presentes principalmente nas cascas, sementes e folhas, que costumam ser desprezadas pela maioria das pessoas, nada melhor a fazer do que ingerí-los junto com o vinho tinto, bebida em que essas estruturas participam do processo de fabricação. Além disso, os fenóis são solúveis em álcool, o que potencializa a absorção das substâncias do vinho.

O sucesso do vinho todos os dias.

Os polifenóis têm ação antioxidante – de combate aos radicais livres, que são agentes degeneradores das células – e também notável ação antibiótica. De forma genérica, é possível dizer que beber moderadamente significa ingerir cerca de 300 ml de vinho por dia, para homens, e metade disso, para as mulheres.

Outra particularidade é o fato das substâncias benéficas do vinho se manterem atuantes no organismo por 24 horas. Não adianta beber o vinho tinto só eventualmente, isso deve se tornar um hábito diário.

É importante destacar que as boas características dos vinhos, em termos de saúde, estão sempre presentes, independentemente da qualidade da bebida. Se for, simplesmente, fabricada com higiene e passar por fermentação, a quantidade de polifenóis será praticamente a mesma de vinhos reconhecidos mundialmente.

Vinho branco e a boa saúde dos pulmões

Ao contrário das expectativas iniciais quanto aos estudos sobre o vinho branco, em relação ao vinho tinto, já que esse último tem maior potencial antioxidante, os pesquisadores concluiram que o **branco é o único tipo de vinho que apresenta significativa relação com a saúde pulmonar.** Os resultados preliminares são uma ótima notícia para os amantes da bebida, cujos benefícios podem ser surpreendentes.

O vinho branco tem propriedades diuréticas e terapêuticas para o pulmão, se consumido regular e moderadamente.

Uva : alimento funcional ou nutracêutico

Alimentos funcionais ou nutracêuticos são aqueles capazes de promover a saúde e reduzir o risco de doenças.

Suco de uva é quase tão bom para a saúde quanto o vinho.

Estudos revelaram que o suco de uvas pretas ou rosadas, a exemplo do vinho, traz muitos benefícios à saúde, por conter os poderosos antioxidante chamados flavonóides, aos quais se atribuem os bons efeitos do vinho sobre o coração.

Substâncias presentes na uva e seus efeitos

Ácido fenólico:

Aumenta a atividade enzimática, favorecendo a absorção de nutrientes e inibe as nitrosaminas, substâncias que podem causar câncer no esôfago.

Bioflavonóides:

São antioxidantes (combatem os radicais livres) e inibem os hormônios que provocam câncer.

Catequinas (tanino):

São antioxidantes e podem inibir a formação de placas que podem levar à arteriosclerose.

Quercetina:

Inibe a mutação celular, é carcinógeno, combate a formação de coágulos e a inflamação.

Componentes do suco de uva e dos vinhos contra a homocisteína

A força dos minerais

- **Potássio**

  O suco de uva é rico em potássio, um sal mineral que reforça as reservas alcalinas do corpo, ao mesmo tempo que estimula o funcionamento dos rins e regula as batidas do coração. O potássio, juntamente com o sódio, regula a quantidade de água no organismo e transporta os nutrientes da corrente sangüínea para dentro da célula.

- **Ferro**

  Essencial à vida. Produz a hemoglobina, a mioglobina e certas enzimas. O ferro ajuda no crescimento, previne a fadiga e defende o organismo contra doenças. O ferro é o mineral que ajuda a vitamina B a ser melhor aproveitada pelo organismo.

- **Magnésio**

  Tem a propriedade de relaxar nervos e músculos. Conhecido como o mineral "anti-estresse", ele também influencia no relaxamento dos nervos. Auxilia nosso organismo a aproveitar a vitamina C, o cálcio, o fósforo, o sódio e o potássio de maneira eficiente.

- **Cálcio**

  Vital à nossa saúde. A falta de cálcio pode causar a redução na estatura, perda de dentes, dor nas costas, osteoporose, agitação, depressão, hipertensão, insônia e palpitação.

- **Manganês**

  Ajuda a nutrir o sistema nervoso, o cérebro e a regular as funções musculares; é importante para o metabolismo de proteínas e lipídios, a saúde dos nervos, do sistema imunológico e a normalização do nível de açúcar no sangue.

- **Cobre**

  Converte o ferro em hemoglobina e é essencial ao aproveitamento da vitamina C pelo organismo; melhora as respostas imunológicas, a resistência ao estresse e às doenças de caráter crônico e/ou degenerativas

- **Fósforo**

  É o segundo mineral mais importante no corpo, e está relacionado com o desenvolvimento do esqueleto, dos dentes, com as funções renais e características genéticas.

- **Zinco**

  Esse mineral é essencial a todos. Ele é, por assim dizer, "a centelha da vida", mantendo o corpo saudável. Auxilia na formação da insulina.

- **Sódio**

  Regula e mantém o equilíbrio hídrico no organismo. É fator importante na transmissão dos impulsos nervosos e no relaxamento muscular.

Aminoácidos: vitais para a saúde

Essenciais à saúde porque ajudam a formar, recuperar, renovar e prover fontes de energia. Se algum aminoácido essencial está deficitário ou ausente, todos os outros vão se tornar deficientes.

- ## Ácido Glutâmico
  É "o combustível do cérebro".

- ## Alanina
  Mantém constantes os níveis de glicose no sangue. É indicada nos casos de hipoglicemia. Importante no aumento da imunidade.

- ## Arginina
  Melhora o sistema imunológico, melhora a fadiga física e mental, promove a baixa de colesterol, inibe o crescimento do câncer, tem ação antiesclerótica.

- ## L-glutamina
  Melhora o comportamento de portadores de doenças psiquiátricas, melhora a capacidade de aprendizagem e de memorização, é usada no tratamento de úlceras gástricas, é importante no tratamento de alcoolismo, fadiga, senilidade e compulsão por doces.

Vinho: para beber, cheirar, banhar-se

Tratamentos terapêuticos com vinhos já fazem sucesso na França. Les Sources de Caudalie fica nos arredores de Bordeaux, no sudoeste da França, e atrai muitos turistas do mundo inteiro. Os tratamentos estéticos e de saúde incluem banhos de imersão em barricas de carvalho cheias de vinho e água, com extratos concentrados de polifenóis extraídos da semente e da casca das uvas, mais poderosos do que as vitaminas C e E no combate aos radicais livres. Os polifenóis também aumentam a resistência dos vasos sangüíneos, ativam a circulação do sangue e protegem as fibras que dão elasticidade à pele.

Emagreça tomando e usando vinho. A importância do vinho nas dietas e cuidados com o corpo

Para emagrecimento e cuidados com a pele, o vinho é o produto mais apropriado para se obter resultados, porque tem fibras vegetais, elimina as gorduras, melhora a articulação, a secreção pancreática responsável pela queima das gorduras, das proteínas e dos carboidratos, além de favorecer a perda de peso. Além disso, o açúcar contido nos vinhos tintos secos equivale à quantidade de calorias da maçã e da pêra, ou seja, é pouco calórico.

Termogênese é a perda rápida de medidas com a sinergia do vinho, que promove a combustão.

A termogênese é responsável por 15% do gasto energético e parece estar relacionada com a dieta, o frio e o estresse. É através da termogênese (termo = calor, gen = gerar) que o organismo se adapta ao meio ambiente.

É um processo fisiológico que permite que o excesso de calorias se dissipe sob a forma de calor. Ela ocorre principalmente num tecido adiposo peculiar, muito vascularizado e rico em mitocôndrias, e que tem uma coloração acastanhada, conhecida como gordura marrom.

Gordura e colesterol

A gordura marrom é responsável por um intrincado modo do organismo expulsar calorias. A gordura marrom existe em proporções variáveis segundo cada espécie.

O recém-nascido possui muita gordura marrom. A partir dos dez anos de idade, esta gordura é substituída pela gordura branca.

Os esquimós possuem muita gordura marrom. Ao submeter um esquimó à mesma dieta rica em calorias, numa cidade de clima ameno, ele consegue manter o peso por dois meses, e a partir daí começa a engordar.

Para entender esse processo, foi analisado o comportamento dos chamados reguladores primários, que são os hormônios da tireóide que controlam a termogênese obrigatória. Tome-se como exemplo o processo de adaptação do corpo ao frio. **A baixa temperatura ativa uma certa enzima, a diiododinase.**

As providências que podem tornar mais fácil a vida dos obesos estão no aumento da gordura marrom e em uma dieta de alternância de calorias. Calcula-se, que, se for possível acumular 40 gramas dessa gordura ao longo de um ano, perde-se em torno de 20 Kg de peso.

Termogênese

Necessidade de manter o equilíbrio térmico do organismo, para que as reações enzimáticas ocorram dentro de condições adequadas. Muitas vezes, para se manter o equilíbrio térmico é necessário produzir calor internamente. Para isso, utiliza-se a energia armazenada nos adipócitos, transformando gordura em calor. Quando isso ocorre, temos como conseqüência a diminuição do volume dos adipócitos, ocasionando a redução de medidas.

Como acontece a termogênese

Se mantivermos uma fonte térmica externa, aquecendo o tecido superficial, provocaremos um desequilíbrio térmico entre a superfície do organismo e seu interior. Para restabelecer esse equilíbrio térmico, a glândula responsável por regular a temperatura do nosso corpo, o hipotálamo, considerado nosso termostato, provoca a sudorese. O objetivo desta é levar líquido à superfície externa do tecido para que, através da evaporação, seja tirado calor do tecido a fim de baixar a temperatura externa, restabelecendo-se, assim, o equilíbrio térmico.

Quando a sudorese não é suficiente, para equilibrar a temperatura o organismo busca outra forma para se restabelecer, que é elevar a temperatura interna. Para isso, é necessário que se produza calor internamente. Esse calor virá das nossas reservas orgânicas na transformação de gordura em calor, ocasionando assim a queima de gordura e, conseqüentemente, a redução de medidas.

Esse exemplo foi a base teórica para o desenvolvimento do uso de calor para expulsar calorias.

> É bom saber que a sudorese é um meio termolítico de grande importância, uma vez que um grama de suor, efetivamente evaporado, exige do corpo a perda de cerca de 580 calorias.

A terapia da perda rápida de medidas com o uso do vinho tinto

A termogênese é um tratamento de impacto que associa técnicas de oligoterapia, vinho e calor. Esse tratamento consiste em provocar uma rápida redução de medidas, por meio de uma grande eliminação de líquidos naturais, que promoverão a desintoxicação dos tecidos dérmicos. Essa desintoxicação ocorre devido à ativação da circulação linfática. Após a primeira aplicação, percebe-se o grande efeito do tratamento.

A ingestão de 40 g de chocolate e uma taça de vinho tinto, ou dois copos de suco de uva, antes de começar o tratamento, é uma boa prática para promover uma melhor excreção de substâncias tóxicas produzidas durante a oxidação dos alimentos e também para compensar o débito hídrico. O tratamento consiste em dez sessões, durante cinco semanas, em uma freqüência de duas sessões por semana.

Você vai precisar de:

- Fita métrica
- Vinho tinto com teor alcólico de no máximo 11%
- 40 g de chocolate amargo
- Bandagens
- Filme plástico
- Sulfato de magnésio (cristais, compra-se nas farmácias)

1 Medir os locais a serem tratados.

2 Tomar o vinho e comer o chocolate.

3 Limpar a região a ser tratada.

4 Dissolver uma colher (sopa) de sulfato de magnésio em uma mistura de 1 copo de vinho tinto e 2 copos de água quente.

5 Embeber as bandagens na mistura e enrolar no local a ser tratado. Cuidar para que as bandagens fiquem apertadas e bem molhadas.

6 Abafar com o plástico e repousar por 40 minutos.

O sucesso deste tratamento consiste em manter a temperatura do corpo bem quente para provocar a termogênese, estimulando a tireóide, que por consequência, estimula os hormônios para a queima da gordura, pois com o calor e a massagem, provoca-se uma combustão, queimando gordura localizada.

Uma dieta de acordo com seu tipo sangüíneo irá ajudá-lo no início do tratamento.

Resumo da dieta do tipo sanguíneo

A dieta completa pode ser encontrada no livro "Você e seu sangue".

Tipo sanguíneo "O"

Alimentos que aumentam o peso e desaceleram o metabolismo:

Trigo – (devido ao glúten) é o pior alimento para o sangue "O" que quer emagrecer. Evite, portanto, os pães, bolos e massas de trigo, leite e derivados, milho, couve-flor, feijão.

Alimentos que ajudam o sangue "O" a perder peso:

Algas marinhas, frutos do mar, carne vermelha, espinafre e brócolis, todos os alimentos que contém iodo – como os peixes.

Tipo sanguíneo "A"

Alimentos que aumentam o peso e desaceleram o metabolismo:

carne vermelha, leite e derivados, feijão preto, laranja, batata inglesa, óleos vegetais, especialmente azeite extra-virgem, derivados da soja.

Alimentos que ajudam o sangue "A" a perder peso:

Legumes, verduras e abacaxi -as enzimas do abacaxi são de grande ajuda para emagrecer o sangue A.

Tipo sangüíneo "B"

Alimentos que aumentam o peso e desaceleram o metabolismo:

Carne de frango (o pior alimento para o sangue B), carne de porco, milho, centeio, trigo e derivados, feijão preto e grão-de-bico.

Alimentos que ajudam o sangue "B " a perder peso:

Carne de carneiro e coelho, feijão branco, banana, uva, abacaxi, aveia e arroz.

Tipo sangüíneo "AB"

Alimentos que aumentam o peso e desaceleram o metabolismo:

Carne bovina e de porco, óleo de canola, milho, batata inglesa e maionese.

Alimentos que ajudam o sangue "AB" a perder peso:

Bacalhau, leite e queijo de cabra, ervilhas, aveia, arroz, ameixa e limão.

Receitas

Delicie-se com estas receitas cheias de substâncias que combatem a homocisteína.

Sangria chique

Contra o colesterol e a homocisteína

Ingredientes para uma porção:

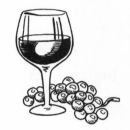

1 tangerina em gomos
1 rodela de limão
¼ de maçã ácida
¼ de pêssego
150 ml de suco de uva branca gelado
2 colheres (sopa) de albumina em pó sem sabor
2 pitadas de canela em pó
3 cubos de gelo
3 cachos de uvas pequenas sem sementes
1 colher de mel
Suco de um limão

Modo de preparo:

Lave as uvas e reserve quatro ou cinco para a decoração. Pique o restante, junte uma colher de mel e bata no liqüidificador até ficar cremoso. Coloque em uma taça grande. Descasque e pique os gomos de tangerina e o limão. Descasque a maçã, retire as sementes e corte em pedaços pequenos. Lave o pêssego e corte-o em cubos. Coloque as frutas no liqüidificador com metade do suco de uva. Bata por 15 segundos. Adicione a albumina, a canela e o restante do suco. Bata por mais dez segundos. Coloque os cubos de gelo em uma poncheira e despeje a bebida. Espete as uvas em um pequeno palito para coquetel e coloque-o sobre a borda da poncheira. Sirva em seguida.

Capacidade antioxidante: 3.204 ORAC.

Coquetel de uva

Nutra seu organismo

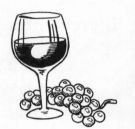

Ingredientes para uma porção:

100 gramas de kiwi
2 colheres (sopa) de mel
2 colheres (sopa) de suco de limão
1 ramo de menta
3 cubos de gelo
2 colheres (sopa) de albumina em pó sem sabor
150 ml de suco de uva gelado
150 ml de suco de grapefruit gelado

Modo de preparo:

Reserve uma rodela de kiwi para decoração. Descasque o restante, pique em cubos e coloque no liqüidificador. Acrescente o suco de limão, o mel e metade do suco do grapefruit. Tampe o liqüidificador e bata por 15 segundos. Adicione a albumina, o restante do suco de uva e bata por mais dez segundos. Coloque o gelo em um copo e despeje a bebida. Faça um corte na rodela de kiwi, decore e sirva com canudinho.

Capacidade antioxidante: 7.455 ORAC.

Bolo de frutas

Uma avalanche de antioxidantes

Ingredientes:

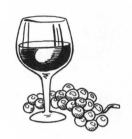

150 gramas de figos em calda
250 gramas de tâmaras sem sementes
500 gramas de uvas-passas sem sementes
500 gramas de ameixas pretas secas
1 maçã grande
200 gramas de coco ralado
farelo de pão integral até dar ponto

Modo de preparo:

Pique as frutas bem miúdo, coloque aos poucos em um liqüidificador (processador ou máquina de moer carne) e vá triturando (se houver necessidade, pingue um pouco de água fervendo). Conforme for triturando, vá retirando do liqüidificador para não virar uma papa. Misture o coco e acrescente o farelo de pão até a massa ficar bem consistente. Coloque em um refratário untado. Deixe na geladeira durante à noite. Corte em fatias e sirva.
Capacidade antioxidante: 16.162 ORAC.

Bolo de uva-passa
Mais disposição

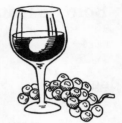

Ingredientes:

1 xícara (chá) de açúcar mascavo
1 xícara (chá) de água
1 xícara (chá) de uvas-passas sem sementes
1/3 xícara (chá) de óleo de canola
1 ½ xícara (chá) de farinha de trigo integral
cravo, gengibre e canela a gosto
1 colher (chá) de essência de baunilha
1 tablete de fermento biológico
½ colher (chá) de sal

Modo de preparo:

Dissolva o fermento em ¼ de xícara de água morna. Ferva o restante da água com o açúcar, as passas e o óleo até que o açúcar se dissolva bem. Acrescente a farinha, o sal, a essência de baunilha, o cravo, o gengibre e a canela. Amasse bem com as mãos. Coloque em uma forma untada e deixe crescer até dobrar de volume (aproximadamente 30 minutos). Asse em forno moderado.
Capacidade antioxidante: 7.520 ORAC.

Torta de ameixa e uva-passa

Combate fácil à homocisteína

Ingredientes:

Massa:

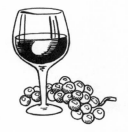

    1 xícara (chá) de farinha integral
    ¼ de xícara de farinha de soja
    ½ colher (chá) de sal
    4 colheres (sopa) de óleo de canola
    4 colheres (sopa) de água fria

Recheio:

    2 xícaras (chá) de ameixas pretas cozidas e picadas
    ½ xícara (chá) de uvas-passas sem sementes
    1 ½ xícara (chá) de açúcar mascavo ou mel
    ½ xícara de nozes picadas
    suco de um limão
    1 colher (sopa) de amido de milho
    1 xícara (chá) de água

Modo de preparo:

Massa: Misture as farinhas, o sal e o óleo. Acrescente a água, amasse bem e abra com um rolo. Coloque em forma untada e leve para assar em forno quente por aproximadamente 10 minutos, sem dourar.

Recheio: Coloque em uma panela: a ameixa, as uvas-passa, o açúcar, as nozes e o suco de limão. Dissolva o amido de milho na água e o derrame na panela. Leve ao fogo baixo até ferver e engrossar (não pare de mexer, senão empelota). Deixe esfriar.

Montagem: Coloque o recheio sobre a massa semi cozida. Leve para assar em forno médio.

Capacidade antioxidante: 28.560 ORAC.

Pudim de uva com molho de baunilha

Antioxidante contra os radicais livres

Ingredientes:

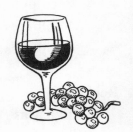

2 xícaras (chá) de suco de uva
1 colher (chá) de suco de limão
½ xícara (chá) de açúcar
3 colheres (sopa) de amido de milho
1 xícara (chá) de açúcar mascavo
3 gemas
1 xícara (chá) de leite de soja aquecido
1 colher (chá) de baunilha

Modo de preparo:

Aqueça o suco de uva com o açúcar e o suco de limão. Dissolva o amido de milho em um pouco de água. Acrescente ao suco quente. Cozinhe, mexendo, até que engrosse. Despeje em um refratário e leve à geladeira até que fique firme. Para o molho, misture o açúcar com as gemas e bata bem. Junte o leite quente e cozinhe em banho-maria por 20 minutos. Junte a baunilha. Leve à geladeira. Na hora de servir, sirva o molho separado.

Capacidade antioxidante: 8.140 ORAC.

Bolo de uva

Fora colesterol!

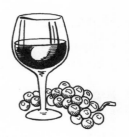

Ingredientes:

500 gramas de uvas pretas
12 fatias de pão de forma integral
½ xícara de leite de soja
3 colheres (sopa) de vinho
4 ovos
9 colheres (sopa) de açúcar light
5 colheres (sopa) de óleo de canola

Modo de preparo:

Lave as uvas e coloque para macerar no vinho, cerca de 30 minutos. Retire a casca do pão, pique em uma tigela e junte o leite, deixando amolecer por 20 minutos. Quebre os ovos, pondo gemas e claras separadas. Adicione o açúcar às gemas e bata até ficar um creme espumoso. Esprema o pão, eliminando o leite excedente e volte o pão à tigela; acrescente a gema batida com açúcar, mais 4 colheres de óleo de canola. Bata com uma colher de pau até conseguir uma massa homogênea. Escorra a uva do vinho e acrescente. Misture com cuidado. Por fim, bata as claras em neve e as misture delicadamente na massa. Despeje em uma forma de bolo inglês, untada e enfarinhada, nivelando bem. Asse em forno médio por 1 hora.

Capacidade antioxidante: 22.170 ORAC.

Rocambole de frutas
Sem radicais livres

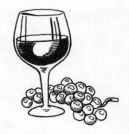

Ingredientes:

Massa:

    4 ovos

    4 colheres (sopa) de farinha de trigo integral

    ¼ xícara (chá) de água

    10 colheres (sopa) de açúcar mascavo

    suco de uva para molhar a massa

Recheio:

    ½ xícara (chá) de suco de uva

    1 xícara (chá) de água

    ½ maçã, descascada e picada

    ½ pêra, descascada e picada

    2 colheres (sopa) de amido de milho

    8 a 10 morangos picados

    10 colheres (sopa) de açúcar mascavo

Modo de preparo:

Massa: Bata as claras em ponto de neve e acrescente as gemas, uma a uma. Pare de bater e misture a farinha delicadamente. Despeje numa forma retangular grande, previamente untada e polvilhada. Assar em forno pré-aquecido e moderado (180°C), durante aproximadamente 10 minutos.

Recheio: Num recipiente, misture o suco de uva com a água. Coloque metade desta mistura numa panela, junto com a pêra e a maçã.

Leve a panela ao fogo e deixe ferver durante 10 minutos, ou até que as frutas amoleçam, porém não desmanchem. Dissolva o amido de milho no restante do líquido e coloque na panela, mexendo até engrossar. Desligue o fogo, misture o morango e o açúcar, mexendo bem. Espere esfriar.

Montagem: Retire a massa do forno, desenforme sobre um pano úmido e regue com suco de uva. Coloque o recheio, enrole e sirva. **Capacidade antioxidante: 9.202 ORAC.**

Pão integral com uvas-passas

Antioxidantes × radicais livres

Ingredientes:

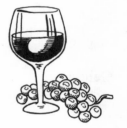

¼ xícara (chá) de água morna
2 tabletes de fermento biológico
½ xícara de açúcar mascavo
3 colheres (sopa) de óleo de canola
1 colher (chá) de sal
1 xícara (chá) de água fervendo
6 xícaras (chá) de farinha de trigo integral fina
100 gramas de uvas-passas sem sementes, previamente deixa-
das de molho em um cálice de vinho, por 30 minutos.

Modo de preparo:

Dissolva os tabletes de fermento na água morna. Em uma tigela grande à parte, misture o açúcar, o óleo, o sal e a água fervendo.

Junte a farinha para formar uma massa macia. Deixe crescer na tigela, por 30 minutos. Coloque a massa em duas formas e deixe crescer até dobrar de tamanho. Asse em forno moderado.
Capacidade antioxidante: 28.300 ORAC.

Peru recheado com *foie gras* e geléia de maracujá

Chique é ser saudável

Ingredientes para 4 porções:

8 filés de peito de peru crus
400 gramas de patê de foie gras
8 ameixas secas, sem caroços
2 colheres (sopa) de óleo de canola
Sal e pimenta a gosto

Geléia:

250 ml de suco de maracujá natural, com sementes
100 gramas de açúcar
5 gramas de gelatina branca em folha

Modo de preparo:

Tempere os filés com sal e pimenta e recheie-os com o patê de foie gras e as ameixas. Prenda os filés com palitos de madeira. Guarde na geladeira cerca de 1 hora. Tire da geladeira, espalhe o óleo e leve para assar, por 15 minutos, em forno bem quente (250°C). Retire e deixe amornar.

Geléia: Ferva o suco com as sementes e o açúcar. Acrescente a gelatina hidratada em água. Deixe amornar (a mistura deve estar líquida) e espalhe no prato.

Montagem: Corte os filés em fatias e arrume-as sobre um prato ou em uma bandeja, com a gelatina de maracujá. Decore com algumas folhas de louro e alecrim, sirva com torradas.
Capacidade antioxidante: 7.160 ORAC.

Fígado ao vinho tinto
Paradoxo francês

Ingredientes:

> 2 ovos
> 300 gramas de fígados de aves
> 2 colheres (sopa) de azeite extra virgem
> 3 colheres (sopa) de vinho tinto
> 3 xícaras (chá) de caldo de galinha
> 150 gramas de cogumelos
> 1 colher (sobremesa) de mostarda
> 1 colher (sopa) de amido de milho
> 2 dentes de alho picados
> sal, pimenta e suco de limão a gosto

Modo de preparo:

Pique os fígados. Doure os dentes de alho em uma colher de azeite. Junte os fígados e doure. Adicione o vinho, regue com o caldo (reserve ½ xícara) e deixe cozinhar em fogo brando, por 30 minu-

tos, ou até que fiquem macios. À parte, doure os cogumelos cortados em fatias, em uma colher de azeite. Regue com o suco de limão
e a mostarda, adicione o caldo reservado misturado com o amido
e deixe engrossar um pouco. Junte os cogumelos ao fígado e reserve. Cozinhe os ovos até ficarem duros, descasque-os e corte-os em
fatias. Distribua o fígado cozido e enfeite com os ovos.
Capacidade antioxidante: 3.960 ORAC.

Salada de fígado de galinha ao vinagrete de mostarda
Leve e nutritivo

Ingredientes:

480 gramas de fígado de galinha
40 ml de vinho do Porto
200 gramas de salada variada
sal, pimenta-do-reino, cominho e curry em pó a gosto

Vinagrete de mostarda:
½ colher (sopa) de mostarda
½ xícara de vinho branco
1 xícara de azeite extra virgem

Modo de preparo:

Tempere o fígado com os temperos. Grelhe o fígado e flambe com
o vinho. Coloque no centro de um prato uma salada temperada
com o vinagrete e guarneça com o fígado.
Capacidade antioxidante: 3.630 ORAC.

Patê de fígado de aves

Sucesso garantido

Ingredientes:

150 gramas de fígado de aves cozido e amassado
1 colher (sopa) de pimentão vermelho, bem picado
½ colher (sopa) de cheiro verde
½ colher (sobremesa) de cebolinha verde picada
½ dente de alho socado
2 colheres (sopa) de azeite de oliva extra virgem
1 pitada de orégano
2 colheres (chá) de urucum em pó
sal a gosto

Modo de preparo:

Aqueça o alho no azeite, acrescente o fígado, o pimentão, os temperos e misture bem.

Capacidade antioxidante: 1.650 ORAC.

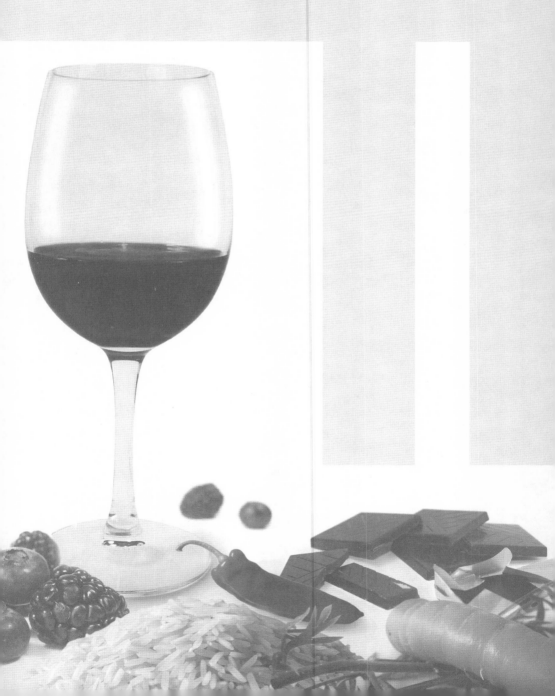

Blueberries

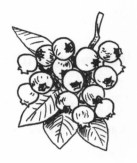

Blueberries

O azul intenso da longevidade

Mitilio ou vacínio

Há pouco introduzido no Brasil e ainda pouco conhecido, é um dos agentes naturais da saúde e longevidade. Antes típicos de países frios, os blueberries estão sendo produzidos, agora, em Vacaria, no Rio Grande do Sul.

Um fruto abençoado

Blueberries têm um alto teor de antioxidantes, batendo longe as vantagens de outros vegetais já pesquisados como repolho, morango, espinafre e brócolis. Nos blueberries, a capacidade antioxidante, essencial no **combate ao envelhecimento e na prevenção do câncer**, é surpreendente.

O azul para a juventude eterna

Chique, nutritivo, previne doenças, o blueberry apresenta o perfil nutricional ideal: **tem baixo teor de gordura, alto índice de fibras e vitamina C e é rico em fitoquímicos, tudo isso por apenas 50 calorias em cada xícara.** Estudos recentes atribuem aos blueberries as seguintes propriedades:

- **anti-envelhecimento:** atua na condução da serotonina; uma dieta com blueberries aumenta a coordenação motora e pode **reverter a perda progressiva da memória recente;**
- **saúde do aparelho urinário:** os blueberries podem prevenir infecções no aparelho urinário;
- **prevenção do câncer:** os componentes fitoterápicos das frutas podem ajudar na prevenção do câncer;
- **saúde da visão:** comprovou-se que os blueberries são eficazes no combate à cegueira noturna e na prevenção da vista cansada.

Os blueberries contêm também altos teores de resveratrol, o componente das sementes de uva que elevou o vinho à categoria de preventivo contra infartes e males cardíacos.

Saúde e suas múltiplas cores

Chique como o nome, os blueberries têm a cor azul intensa, que atrai riqueza e saúde. De acordo com artigo publicado por uma revista americana no início deste ano, adicionar blueberries à dieta está no topo da lista das dez resoluções de ano novo, para tornar homens e mulheres mais fortes, **mais saudáveis e mais ricos.**

Blueberries - O cérebro agradece e rejuvenesce

Para perda de memória e coordenação motora.

A ingestão de frutas e vegetais com alto teor de antioxidantes pode reverter os danos às células do cérebro, problemas de coordenação motora e perda de memória. Novas análises realizadas por pesquisadores revelaram, recentemente, que o blueberry é um excelente antioxidante.

Em um estudo desenvolvido, foram escolhidos ratos velhos - com idade equivalente a 65 e 70 anos em termos humanos - com déficits cerebrais relacionados à idade, que resultavam em diminuição da memória, coordenação motora e equilíbrio. Durante oito semanas, eles receberam na sua alimentação de 1 a 2% de calorias provenientes de extratos de blueberry processados, em pó. Em todos os ratos que comeram blueberries houve uma reversão radical nos déficits mentais (memória e coordenação motora). Para isso, foi necessário que eles ingerissem o equivalente humano a meia xícara de blueberries por dia.

Receitas

Selecionamos algumas receitas com esta maravilhosa fruta.

Cassata Azul A vida é azul

Ingredientes:

    3 ovos
    1 xícara de fécula de araruta
    2 colheres (sopa) de farinha de centeio ou trigo integral
    3 pêras
    2 colheres (sopa) de mel
    1 xícara de tofu
    1 xícara de blueberries lavados e escorridos
    ¼ de xícara de uvas-passas
    canela e noz-moscada a gosto

Modo de preparo:

Bater as pêras com as cascas no liqüidificador, sem adicionar água. Na batedeira, bater as claras em neve. Juntar as gemas, batendo levemente. Juntar a farinha, a araruta, ½ xícara de pêra batida e as uvas-passas; bater um pouco mais para incorporar. Untar a forma com 1 colher de mel e salpicar bem de farinha. Colocar a massa na forma e levar ao forno pré-aquecido por mais ou menos ½ hora, até corar. Desenforme depois de frio e corte em 3 fatias no sentido horizontal. Bata o restante das pêras no liqüidificador com 1 colher de mel, o tofu, a canela e a noz moscada a gosto. Forre uma travessa com papel laminado, deixando sobra suficiente para embrulhar a cassata já montada. Coloque sobre o papel 1 fatia da massa assada, 1 camada generosa do creme de pêras e um terço dos blueberries. Por cima, a segunda fatia de massa, mais creme e blueberries. Por último, a terceira fatia de massa. Cubra com o creme restante e enfeite com o resto dos blueberries. Embrulhe em papel de alumínio e leve ao congelador, no mínimo por 3 horas, antes de servir.

Capacidade antioxidante: 9.160 ORAC.

Refresco de *Blueberries*

Energizante para o cérebro e circulação

Ingredientes para uma porção:

80 gramas de blueberries
2 colheres (sopa) de mel
2 colheres (sopa) de suco de tangerina
1 banana
2 colheres (sopa) de albumina em pó sem sabor
125 ml de água mineral com gás

Modo de preparo:

Lave as frutas. Coloque-as no liqüidificador, adicione o mel e o suco de tangerina, bata por 15 segundos. Adicione a banana em pedaços, a albumina, a água e bata por mais 15 segundos, em velocidade alta. Coloque essa mistura em uma taça previamente resfriada, decore e sirva.

Capacidade antioxidante: 4.471 ORAC.

Coquetel de *Blueberries*

Direto para o cérebro

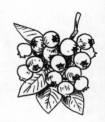

Ingredientes para uma porção:

90 gramas de blueberries (frescas ou congeladas)
2 colheres (sopa) de uva rubi
2 colheres (sopa) de albumina em pó sem sabor
1 colher (chá) de suco de limão
50 gramas de Amarula gelado
100 ml de leite de soja gelado

Modo de preparo:

Reserve 10 blueberries e coloque o restante no liqüidificador, com a polpa de uva, o suco de limão e o amarula. Bata por 15 segundos, adicione a albumina, o leite e bata por mais dez segundos. Coloque a mistura em um copo. Espete as blueberries reservadas em um palito para coquetel e decore a borda do copo. Sirva em seguida.
Capacidade antioxidante: 3.580 ORAC.

Shake de *Blueberries*

Anti-radical e alta disposição

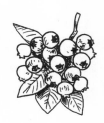

Ingredientes para uma porção:

80 gramas de blueberries
2 colheres (sopa) de mel
1 bola de sorvete
100 gramas pêssegos maduros
2 colheres (sopa) de albumina em pó sem sabor
100 ml de água mineral com gás
Suco de 1 limão

Modo de preparo:

Lave os blueberries e reserve quatro ou cinco para a decoração. Pique o restante das frutas, junte uma colher de mel e bata no liqüidificador até ficar cremoso. Coloque em uma taça grande. Escalde o pêssego, esfrie rapidamente e retire a casca. Tire o caroço e pique-o no liqüidificador, acrescentando o suco de limão, a albumina, o restante do mel e metade da água. Bata por 15 segundos, para obter um creme homogêneo. Adicione o restante da água e bata por mais dez segundos. Sobreponha cuidadosamente a mistura de pêssego ao creme de blueberries. Coloque o sorvete por cima, decore e sirva.
Capacidade antioxidante: 3.658 ORAC.

Patê de fígado com *blueberries*

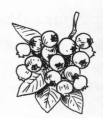

Ingredientes:

4 colheres (sopa) de azeite extra virgem
4 dentes de alho picados
500 gramas de fígado de galinha
2 folhas de louro
1 colher (chá) de tomilho
1 colher (chá) de sal
3 colheres (sopa) de molho inglês
1 xícara de (chá) de óleo de canola
¾ de xícara de geléia de blueberries

Modo de preparo:

Em uma panela, coloque o óleo e o alho e refogue. Junte o fígado, o louro, o tomilho, o sal e o molho inglês. Tampe e deixe cozinhar por 15 minutos, tomando cuidado para não secar (se necessário, acrescente pequenas quantidades de água quente). Retire do fogo e passe tudo pelo processador ou liqüidificador até obter uma mistura lisa. Acrescente o azeite e misture bem. Coloque em uma forma de bolo inglês de 9,5 cm x 20,5 cm, forrada com papel manteiga, untado com óleo. Aperte bem para tomar forma. Leve para gelar por 6 horas ou de um dia para o outro, até ficar bem firme. Desenforme com cuidado e coloque por cima a geléia de blueberries. Sirva com torradas.
Capacidade antioxidante: 11.500 ORAC.

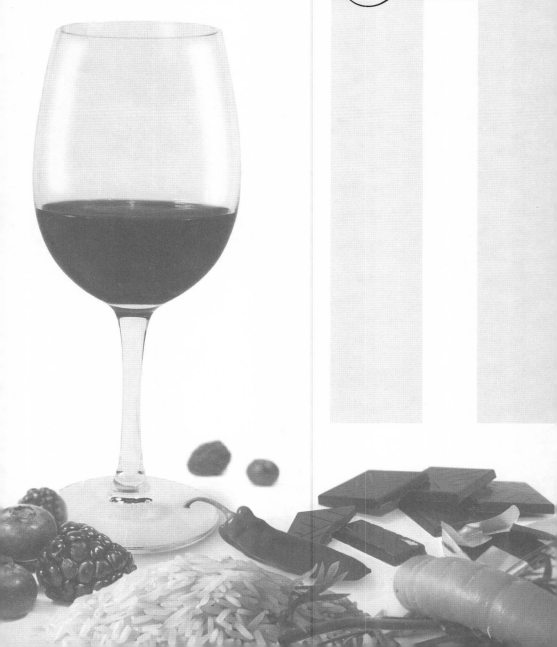

A sinergia

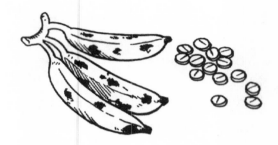

A Sinergia dos alimentos

As vitaminas que combatem a Homocisteína

Vitamina B12
Cianocobalamina

Males que ela trata: bursite, epilepsia, fadiga, hipoglicemia, excesso de peso, insônia, úlcera gástrica, herpes-zoster (cobreiro), tuberculose, alcoolismo, alergias, anemia perniciosa, asma e arteriosclerose.

Sua falta provoca: fraqueza nas extremidades dos ombros, sintomas de esquizofrenia, dificuldades de locomoção e expressão, distúrbios menstruais, nervosismo, inflamação, envelhecimento precoce.

Fatores que a empobrecem:

Álcool, café, inseticidas, envelhecimento, laxantes, pílulas soporíferas, fumo, deficiência de vitamina B6 e de sais de ferro e cálcio inorgânicos, medicamentos para pressão alta, tuberculose, parkinson, gota e colesterol alto. A vitamina B12 é solúvel em água.

A falta de B12 gera a anemia perniciosa e seus sintomas são: fadiga, fraqueza, instabilidade, entorpecimento, pontadas nas pernas, **dificuldades respiratórias**, perda de peso, perda de memória, inflamação da língua, desconfortos abdominais, **dores no peito.**

Pode ocasionar falta de concentração, por exemplo, na sala de aula. A pessoa não consegue participar de discussões, não consegue acompanhar as idéias debatidas. Sua concentração fica a zero. Cada vez mais, fica impossível para compreender, ou até mesmo para se lembrar do que tenha lido. Você pode sentir-se só, inseguro e isolado. Sinais provavelmente ocasionados por estresse. Doses diárias de B12 revertem este quadro.

O metabolismo da B12

Para que você metabolize corretamente a B12 é preciso que haja o **fator intrínseco.** Esse fator deve estar presente nas secreções gástricas.

Esse fator ou condição inerte começa no estômago. Se o seu estômago não produz ácido clorídrico em quantidades suficientes, essa situação já trará complicações para o fator intrínseco. Um bom funcionamento da tireóide pode melhorar a sua absorção.

Além disso, a presença de cálcio também colabora no metabolismo correto da B12. Após a absorção, ela é transportada pelo sangue para vários tecidos do corpo humano. As maiores concentrações são encontradas no fígado, rins, coração, pâncreas, cérebro, sangue, medula e testículos.

Melhores fontes de vitamina B12: farelo de arroz, arroz integral, brotos, cevada, couve dente-de-leão, girassol, grãos, levedo de cerveja, melancia, nozes, pinha, algas, sementes, trigo.

Por fim, existe ainda um outro fator, que é a falta do micro nutriente chamado cobalto. Esse composto químico não está muito presente nos alimentos vegetais; o vegetariano mais radical deve prestar atenção para as suas fontes naturais ou compensar com suplementos de cobalto a cada dois ou três meses.

A vitamina B12 previne a "senilidade"

A deficiência de vitamina B12 se desenvolve muito lentamente, ao longo de muitos anos, e com freqüência afeta o cérebro e o sistema nervoso. **Os exames de sangue convencionais, muitas vezes, não detectam uma deficiência de vitamina B12. A causa, normalmente, não é a alimentação inadequada. Não podemos contar com alimentos ricos em B12 para nos salvar da deficiência, à medida que envelhecemos. O verdadeiro culpado é um fator biológico da vida.**

Ao envelhecermos, perdemos a capacidade de absorver vitamina B12 dos alimentos. Esse problema, chamado gastrite atrófica, significa que o estômago segrega progressivamente menos ácido hidroclorídrico, pepsina e fator intrínseco – uma proteína necessária à absorção de vitamina B12 dos alimentos – do que na juventude.

Aos poucos, com a carência de B12, a camada externa das fibras nervosas se deteriora, dando origem a anormalidades neurológicas, inclusive perda de equilíbrio, fraqueza muscular, incontinência, distúrbios do humor, demência e psicose. Diversas pessoas idosas com problemas de memória e outros distúrbios mentais inexplicados foram diagnosticadas com "senilidade" irreversível ou doença de Alzheimer, **quando na verdade a causa era uma deficiência, reversível, de vitamina B12.**

Todas as pessoas com mais de 50 anos devem tomar suplementos de B12 para ajudar a prevenir danos neurológicos, devido a deficiências causadas pela má absorção.

O importante é: quanto mais cedo detectarmos e corrigirmos uma deficiência de B12, maiores são as chances de recuperação total. Se o cérebro for privado de B12 durante um período muito longo, o dano cerebral pode se tornar permanente. Se o idoso desenvolver problemas neuropsiquiátricos sem explicação, desconfie sempre da deficiência de vitamina B12.

Vitamina B6
Piridoxina

Males que trata: mal-estar ao despertar, distúrbios musculares e nervosos, alcoolismo, anemia, cálculos renais da bexiga e da vesícula, arteriosclerose, cistite, distúrbios mentais, retenção de líquidos, desarranjos do período menstrual (tensão pré-menstrual, dores, etc.) e problemas na menopausa.

Sua falta provoca: todos os problemas acima citados, além de vertigens, irritabilidade, aprendizado deficiente, inchaço, fraqueza, acne, artrite, anemia e convulsões em crianças.

Vitamina B6 e os cálculos renais

Mas como e por que essa vitamina funciona tão bem? A razão principal é afinidade que existe entre ela e o magnésio. É o magnésio que dissolve os cálculos e está muito presente nos alimentos. Porém, a vitamina B6 se encontra em quantidades muito pequenas na nossa alimentação, e é ela que aumenta em várias vezes a utilização do magnésio.

A deficiência da B6 atua diretamente no acúmulo e no aumento do colesterol. Quanto menos B6 possuímos, menos capazes nos tornamos em metabolizar as gorduras que se acumulam no plasma.

Uma falta muito mais sutil é quando o adulto não consegue mais se lembrar do que sonhou. Com a adição dessa vitamina, voltamos a lembrar, pela manhã, aquilo que havíamos sonhado na noite anterior. Para lembrar dos sonhos, coisa tão normal e correta, comece com 100 mg e vá aumentando, até finalmente ter uma lembrança dos sonhos. A dose diária, nesse caso, pode chegar a 1.500 mg.

A vitamina B6 também aumenta os níveis de lisina em nosso corpo. A lisina é um aminoácido essencial, ótimo para herpes. Convulsões em crianças são também causadas pela falta da vitamina B6 e pelo consumo do leite de vaca (maior causador de convulsões em crianças ou bebês).

Os cálculos biliares também podem ser dissolvidos com a B6, pela elevação dos níveis de magnésio no sangue e nos tecidos. Estimula provavelmente a síntese da hemoglobina, pigmento vermelho que fixa o oxigênio.

Muito recomendado nos casos de anemia que não se soluciona com a adição da B12 e do ferro somente. Excelente para as tensões prémenstruais e mudanças no estado de humor nas mulheres. A pílula anticoncepcional é a maior "ladra" da B6. Por isso, todas as mulheres que fazem uso da pílula precisam fazer uma complementação da B6. Administra-se de 2 a 4 gramas por dia para transtornos tão diversos como a esquizofrenia e o autismo.

Melhores fontes de vitamina B6: banana, lentilha, farelo de arroz, arroz integral (escuro), sementes de girassol, brócolis, repolho, cereais integrais, melado de cana, gérmen de trigo. Esta vitamina é solúvel em água.

A vitamina B6 melhora o humor

A vitamina é necessária para a síntese de neurotransmissores, entre eles serotonina, dopamina, norepinefrina, gaba e taurina. As pesquisas sugerem que a carência de B6, em particular, provoca menores níveis de serotonina no cérebro e conseqüentes baixas no humor, possivelmente até a depressão severa.

Antídoto para a perda de memória

Embora seja importante para o bom funcionamento mental em todas as idades, **a vitamina B6 é especialmente necessária para manter intacta a memória dos idosos.**

É interessante observar que os pesquisadores descobriram que a ação da vitamina B6, no sentido de melhorar a memória, foi mais forte entre homens de meia-idade do que entre os idosos. Em um teste de memória, os homens de meia-idade com níveis mais altos de B6 saíam-se duas vezes melhor do que os mais jovens com menores níveis de B6.

Como a vitamina B6 melhora a memória? Uma das formas é ajudando a reduzir os níveis de homocisteína, um fator no sangue associado a diversos distúrbios mentais, entre eles declínio intelectual e demência.

Quanto devemos tomar?

A vitamina B6 pode ser capciosa para o cérebro, pois tanto a

deficiência quanto o excesso podem produzir distúrbios neurológicos. Os especialistas sugerem de 10 a 50 miligramas de B6 por
dia para manter os níveis de homocisteína baixos.

Vitamina B9
Ácido fólico

Atualmente, os cientistas dizem que um fator sangüíneo chamado homocisteína, um aminoácido, é um dos maiores vilões do
declínio mental, demência vascular e derrame. Eles sabem também que a melhor cura para os altos níveis de homocisteína é a
vitamina B9. Na ausência de vitamina B9 suficiente, a
homocisteína tóxica se acumula no sangue. Um possível resultado disto é o estreitamento e a obstrução da artéria carótida, bem
como dos pequenos vasos sangüíneos cerebrais, que transportam
oxigênio e glicose até o cérebro.

As vitaminas B6 e B12 também ajudam a suprimir a homocisteína,
mas a vitamina B9 é, de longe, a mais eficaz nesse sentido. Portanto, pelo menos 400 microgramas de vitamina B9 por dia, sob a
forma de suplemento, são necessárias para eliminar a homocisteína.

Alerta

Só uma em cada dez pessoas ingere a quantidade de
vitamina B9 necessária para combater os altos níveis
de homocisteína.

Vitamina B9 afasta a doença de Alzheimer

A vitamina B9 é especialmente importante, à medida que envelhecemos. Os baixos níveis de vitamina B9, exatamente como os baixos níveis de vitamina B12, em idosos com declínio intelectual, podem ter sua origem em um problema intestinal relacionado à absorção de vitamina B9. Além disso, foi confirmado que os suplementos de vitamina B9 restauram a memória dos idosos. Altos níveis de vitamina B9 também podem ajudar a afastar a destruição cerebral, causada pela doença de Alzheimer.

Inúmeras pesquisas mostram que o déficit de vitamina B9 é culpado por diversos problemas psiquiátricos, sérios e brandos, bem como por derrames. Se você estiver deprimido, talvez tenha carência de vitamina B9. Se a sua artéria carótida, que transporta sangue e oxigênio até o cérebro, ficar obstruída, um dos principais motivos pode ser a deficiência de vitamina B9. Pessoas com demência e doença de Alzheimer também têm níveis de vitamina B9 anormalmente baixos. Até mesmo pessoas idosas em perfeitas condições de saúde, com carência de vitamina B9, têm pior desempenho em testes de função cognitiva, inclusive em testes de memória.

Conclusão

A vitamina B9 não é um nutriente cerebral trivial. Sua carência pode contribuir para diversos distúrbios cerebrais, de pequenas alterações do humor, como irritabilidade, a problemas de raciocínio, esquecimento, depressão severa e demência. Uma dose modesta diária de 400 microgramas e uma dose máxima de 1.000 microgramas em geral bastam para afastar as preocupações.

> **Alerta**
>
> Os exames de sangue normalmente revelam que entre um quinto e metade das pessoas com queixas psiquiátricas têm baixos níveis de ácido fólico! Esse número aumenta para 80 a 90% em idosos com distúrbios psicológicos.

Pesquisadores alemães da University of Giessen descobriram que homens jovens com alimentação pobre em vitamina B9 sofriam de instabilidade emocional, dificuldade de concentração, introversão incomum, falta de auto-confiança e variações do humor. Oito semanas de doses moderadas de vitamina B9 geraram uma melhora radical.

Muitas pessoas podem ter o que é descrito como "síndrome da deficiência de vitamina B9", caracterizada por fadiga, depressão branda ou moderada, leves sinais neurológicos e distúrbios gastrointestinais.

Vitamina B9 evitaria a síndrome de Down

Sabe-se que a vitamina B9 previne as más formações físicas do feto. A novidade é que ela também parece ser capaz de reduzir as chances de um bebê nascer com síndrome de Down. "É perfeitamente possível, já que a distribuição dos cromossomos pode ser alterada pela falta de nutrientes", afirma o obstetra João Luiz Pinto, da Universidade Estadual de Campinas, no interior de São Paulo.

Por isso, mulheres que desejam ter filhos, especialmente as acima dos 40 anos, devem comer mais alimentos como espinafre, quiabo e feijão branco, pelo menos dois meses antes da gestação. Depois de ter ficado grávida, já não adianta alterar o cardápio, pois "a carga genética já está determinada", diz o médico.

Uma xícara (chá) de espinafre tem metade do que é preciso consumir, por dia, do nutriente.

Deprimido? Que tal a vitamina B9?

A depressão é a reação mais comum do cérebro aos baixos níveis de vitamina B9. **Em geral, quanto maior o déficit de vitamina B9, mais severa a depressão e mais longa a sua duração.**

Não se sabe exatamente como a vitamina B9 alivia a depressão, mas sabe-se que a deficiência de vitamina B9 reduz a produção do antidepressivo natural do cérebro, a serotonina. Em quantidades suficientes, a vitamina B9, como era de se esperar, aumenta os níveis de serotonina, aliviando a depressão.

Outros benefícios da vitamina B9

A vitamina B9 é excelente para curar os alcoólatras. Esse nutriente está concentrado no fluido espinhal. É imperativo para nervos calmos e pensamento claro. Em um estudo feito com 54 pacientes de artrite reumatóide, 71% deles tinham baixos níveis de **vitamina B9. Os vegetais crus representam a fonte mais importante de vitamina B9 (ácido fólico).**

Mulheres grávidas costumam ter a síndrome das "pernas inquietas".

**As pernas tremem ou não param de mexer
quando elas se sentam.**

Essas mulheres se queixam de cãibras e sensações inquietantes nas partes baixas das pernas (dos joelhos até os pés). A sensação passa com o movimento ou quando elas começam a caminhar. A deficiência alcança até 60% das mulheres grávidas. **As pernas não param de mexer porque a vitamina B9 está especialmente concentrada no fluído que se encontra dentro de sua coluna, ou seja, na medula óssea, a mesa de comando do sistema nervoso, que liga a mensagem entre o cérebro e o resto do corpo.**

Uma deficiência muito comum

Em todos os casos de problemas de pele, como por exemplo, psoríase, hanseníase, ferimentos, queimaduras, acne e abcessos, você precisa de muita vitamina B9, porque ela é responsável pela reposição e a construção saudável e normal dos tecidos. **Melhores fontes de vitamina B9: brotos, nozes, amêndoas, arroz integral, castanhas, fígado bovino, frutas, folhas verdes cruas.**

Vitamina B3
Niacina

Males que ela trata: insônia, depressão, má circulação, colesterol alto, pressão alta, cãibras nas pernas, enxaqueca, tensão, acne, arteriosclerose, diabetes, diarréia, epilepsia e mau hálito.

A niacina e o coração

O Dr. Edwin Boyle, médico e professor clínico da Universidade de Medicina da Carolina do Sul, já foi chamado de "maior conhecedor de niacina e doenças do coração da América do Norte". Tratou as doenças do coração durante 20 anos com a ajuda da niacina. Em um estudo feito por ele, durante 5 anos, com 8.000 homens, revelou que aqueles que tomaram niacina regularmente - 1.000 homens - tinham 25% menos ataques do coração.

A medicina já sabe, há muito tempo, que a niacina pode ajudar a reduzir o nível de gorduras no sangue, como o colesterol e os triglicerídeos, que podem entupir as artérias e causar ataques do coração.

O Dr. Boyle acredita que o fato das pessoas estarem consumindo de 3,8 kg a 75 kg de açúcar por ano esteja causando um tremendo desfalque na saúde, um grande dano! A partir de 3,8 kg por ano já começam a aparecer carências de niacina e de cromo nos seres humanos.

Explica ele: "as pessoas repõem as suas energias com calorias vazias -derivados do açúcar e dos refinados - ao invés de usar os cereais integrais equipados com niacina. Além disso, a niacina se destrói muito facilmente através do cozimento, microondas e lavagem dos alimentos.

O açúcar é quase nada, a não ser sacarose pura. Essa sacarose, isenta de qualquer nutriente, queima muita niacina na digestão, mas não repõe nada em troca. O resultado? Uma deficiência ou perda constante de niacina.

O que acontece quando você toma niacina pura?

Provavelmente, com 50 mg, não acontecerá nada. A partir de 100 mg você terá uma reação chamada "flushing" (rubor). O corpo todo da pessoa fica vermelho parecendo um pimentão - orelhas, pescoço, braços, tronco, pernas. Essa reação dura de 15 a 20 minutos. Parece que você ficou debaixo de um sol escaldante o dia todo, sem nenhuma proteção.

Essa reação vasodilatadora é altamente desbloqueadora não só de depósitos de gordura e colesterol, mas também de antigas emoções, traumas da infância e outros tantos problemas não resolvidos.

Quanto mais niacina você tiver estocada em seu corpo, mais resistência à luz solar você vai ter, isto é, sem se queimar. Quanto mais açúcar e outros ladrões de niacina você consome, menos

resistência aos raios do sol você terá. Quanto mais vermelho você fica, por causa do sol, menos niacina você tem.

Melhores fontes de vitamina B3: amendoim torrado, abacate, farelo de arroz, ervilhas frescas, gérmen de trigo, sementes de girassol, farinha de trigo integral, tâmaras, pêssegos secos, arroz integral, amêndoas, certos tipos de feijões, damascos secos.

A niacina ainda é excelente para as dores articulares: nuca, joelho, ombros, calcanhar, etc. É fantástica para os cardíacos, porque reduz o colesterol, junto com a vitamina C e o potássio. Se você se sente muito irritadiço durante o dia, então tome diariamente 50 mg de niacina e o seu bom humor retornará.

Qual o maior ladrão de vitamina B3?
O açúcar refinado!

Vitamina C e E
as vitaminas do coração

Para o coração são os medicamentos mais eficazes, baratos e seguros que se pode encontrar. Se suas artérias já se encontram estreitas ou parcialmente obstruídas devido ao acúmulo de placas - praticamente **as de todas as pessoas já se encontram assim em certo grau, quando se chega à meia-idade, e pioram com o envelhecimento - tome vitaminas C e E.**

Se seu colesterol ou a sua pressão arterial estão altos, ou você já teve um ataque cardíaco, um coágulo, um derrame cerebral, dores no peito devido a angina, ou já se submeteu a cirurgia para desobstrução de uma artéria ou, até mesmo, um transplante cardíaco, tome medicamentos para o coração, tome vitaminas C e E.

Existem provas que confirmam que as vitaminas C e E são capazes de desobstruir as artérias doentes e entupidas para que elas se dilatem normalmente, e o sangue circule para alimentar as células cardíacas.

Essas vitaminas também possuem a enorme capacidade de retardar, interromper e, possivelmente, até reverter a arteriosclerose ou "endurecimento das artérias", devido a sua ação antiinflamatória e de combate ao **colesterol ruim** e às outras substâncias responsáveis pela obstrução das artérias. São capazes até mesmo de provocar um impacto direto na função cardíaca. **Em algumas pesquisas, as vitaminas foram mais potentes contra cardiopatias do que os medicamentos farmacêuticos.**

Muitos médicos dizem que as vitaminas antioxidantes C e E, em especial, cruzaram a linha do preventivo ao terapêutico, pois se tornaram um novo medicamento para o coração, capaz de salvar muitas pessoas da incapacidade cardíaca e da morte.

A vedete do tratamento cardíaco: a vitamina C

A vitamina C, que já há bastante tempo é ofuscada pela vitamina E como protetor cardíaco, surge agora como o astro maior. Novos estudos descobriram que a vitamina C tem um papel importante na manutenção das artérias desobstruídas.

Nos últimos anos, os cientistas definiram que a obstrução arterial causada tanto pelo colesterol como pelo acúmulo de placas, que é combatida de forma eficaz pela vitamina C, é apenas um dos fatores que provocam ataques e paradas cardíacas, uma vez que também é igualmente importante a função vascular - a forma como as células que revestem as paredes arteriais relaxam e se contraem. Novas pesquisas mostram que a vitamina C é capaz de corrigir rapidamente anormalidades na função vascular de artérias enfraquecidas, que provocam ataques cardíacos e angina.

Destruidora de colesterol

A vitamina C também pode diminuir o colesterol LDL ("colesterol ruim"). Além disso, um grama de vitamina C pode reduzir a pressão arterial, de acordo com estudos do Ministério da Agricultura dos Estados Unidos. Entre as pessoas com hipertensão arterial, uma dose diária de 1.000 mg de vitamina C reduziu tanto a pressão sistólica (número maior) quanto a pressão diastólica (número menor) em cerca de 7%.

Como funcionam?

A principal forma de ação da vitamina E no combate à cardiopatia, provavelmente, se deve aos seus profundos efeitos no colesterol sérico. Ela não diminui necessariamente o colesterol, mas ajuda a impedir a transformação química do coleterol LDL (oxidação ou rancificação), um processo que possibilita a infiltração do colesterol nas paredes arteriais e, consequentemente, a formação de placas destruidoras.

Os estudos, tanto em animais quanto em seres humanos, mostram de forma coerente que uma dose diária de 400 a 500 ui de vitamina E inibe significativamente essa propensão do LDL a se tornar tóxico e danificar as artérias.

A vitamina C, em sua ação antioxidante, também protege as artérias porque neutraliza o colesterol LDL, mas, como já foi observado, ela também tem uma potente ação vasodilatadora que, provavelmente, é a sua forma principal de combater as cardiopatias. Geralmente, as pesquisas mostram que são necessários entre 500 mg a 1.000 mg diários de vitamina C, e entre 400 ui e 800 ui de vitamina E diárias para se alcançar um efeito farmacológico nas artérias e no coração.

As vitaminas E e C são algumas das substâncias conhecidas mais seguras, até mesmo em doses bem superiores àquelas necessárias para efeitos terapêuticos. De forma contrária ao que se acreditava antigamente, a vitamina C não causa cálculo renal, nem provoca outros efeitos colaterais significativos.

A vitamina E pode causar um leve afinamento do sangue, portanto deve-se consultar um médico, caso se esteja usando outros medicamentos para o coração, principalmente anticoagulantes.

As vitaminas antioxidantes, inclusive E e C, estão sendo testadas e usadas no tratamento de várias doenças - câncer, asma, infertilidade, diabetes, artrite, doenças oculares degenerativas e doenças cerebrais degenerativas, como mal de Parkinson e Alzheimer. Em casos de asma, por exemplo, deve-se experimentar uma dose diária de 1.000 a 2.000 mg de vitamina C.

A administração de altas doses de vitamina E (1.000 ui diárias) normalizou a glicose em alguns diabéticos.

Coenzima Q10

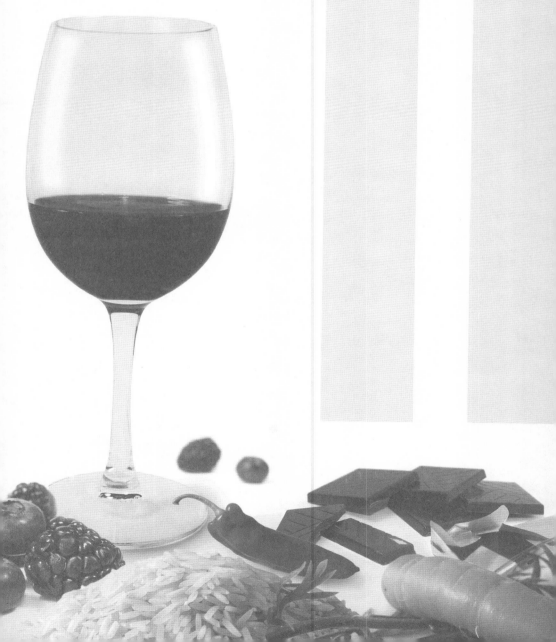

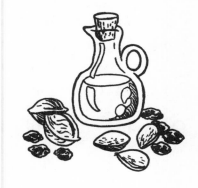

Coenzima Q10

Um antioxidante de elite

A coenzima Q10 empresta o peso dela para que você perca o seu.

Antioxidante poderoso, a coenzima Q10 neutraliza os radicais livres, especialmente **os gerados quando as células queimam os alimentos para obter oxigênio e energia.** A coenzima Q10 é um agente essencial para estimular e rejuvenescer o cérebro, que ajuda a protegê-lo contra o envelhecimento "normal" e as doenças cerebrais sérias que o acompanham.

A Q10 possui duas funções: é ao mesmo tempo a ignição da energia celular e um potente antioxidante. Atua em conjunto com a vitamina E nas partes gordurosas das células, onde há maior possibilidade de danos.

Outra vantagem que torna a Q10 tão poderosa nas células cerebrais é que ela não apenas combate à peroxidação lipídica, como também ressuscita a vitamina E, uma forte proteção para as gorduras do cérebro contra a peroxidação.

O espanto dos radicais livres

As células mais vulneráveis ao ataque dos radicais livres são as que precisam de mais energia, isto é, as do cérebro e do coração.

> **A coenzima Q10 facilita o processo da geração de energia (transporte de elétrons) e espanta os radicais livres, que tornam as mitocôndrias defeituosas.**

Infelizmente, o envelhecimento rouba Q10 do cérebro, pois, à medida que envelhecemos, a produção dessa coenzima diminui muito, contribuindo para os distúrbios cerebrais relacionados com a velhice. Ao mesmo tempo, a atividade dos radicais livres aumenta, tornando o envelhecimento uma ameaça dupla para os neurônios. Suas mitocôndrias, antes poderosas, jovens e vigorosas, tornam-se cansadas e sem energia, quando envelhecem. Uma forma de rejuvenescé-las: ingerir Q10.

> **A Q10 torna as células cerebrais jovens novamente.**

Apresentado como um suplemento milagroso que aumenta o vigor, combate o câncer e chega a retardar o envelhecimento, a

Coenzima Q10 é, na realidade, especialmente promissora no tratamento das cardiopatias e das doenças cerebrais.

A coenzima Q10 é produzida pelo nosso organismo

A coenzima Q10 é uma substância natural, produzida pelo organismo, pertencente a uma família de compostos chamados quinonas. Quando pela primeira vez foi isolada, em 1957, os cientistas denominaram-na ubiquinonas.

Na verdade, a coenzima Q10 encontra-se em todos os seres vivos e está concentrada em muitos alimentos, **incluindo os frutos secos e os óleos.**

Na última década, a coenzima Q10 tornou-se um dos mais populares suplementos dietéticos em todo o mundo, utilizado pelos seus defensores para manter a saúde em geral, bem como para tratar doenças cardíacas e numerosos outros estados graves.

Principal função da coenzima Q10

A principal função da coenzima Q10 é a de catalisador do metabolismo, complexa cadeia de reações químicas, durante as quais os alimentos são decompostos em energia capaz de ser utilizada pelo organismo. Atuando em conjunto com as enzimas (daí a designação de coenzima), o composto acelera o processo metabólico, fornecendo a energia que as células necessitam para ingerir os alimentos, curar ferimentos, manter a saúde dos músculos e executar inúmeras outras funções orgânicas.

Este nutriente, com um papel essencial na produção de energia, está presente em todas as células do corpo. Especialmente abundante nas células do coração, ajuda este órgão a bater mais de cem mil vezes por dia.

A coenzima Q10 pode ter um papel na prevenção do câncer, de ataques cardíacos e de outras doenças associadas aos danos dos radicais livres.

Principais benefícios

O suplemento parece ser promissor contra as doenças de Alzheimer e de Parkinson, **bem como contra a fibromialgia**, e pode dar vigor às vítimas de AIDS. Alguns profissionais pensam que o nutriente ajuda a estabilizar os níveis de açúcar no sangue, no caso do diabetes.

Em alguns estudos, os doentes melhoraram significativamente depois de acrescentarem o suplemento aos seus medicamentos e terapias convencionais. Outros estudos revelaram que as pessoas que sofrem de doenças cardiovasculares possuem índices baixos desta substância no coração. Outras investigações sugerem que a coenzima **Q10 pode proteger contra coágulos sanguíneos e baixar a tensão arterial.** Parece também ajudar na cura e na diminuição da dor, as hemorragias das doenças das gengivas e acelerar a recuperação da cirurgia bucal.

> **A coenzima Q10 tem gerado muito entusiasmo como possível terapia para os doentes cardíacos, especialmente os que sofrem de insuficiência cardíaca.**

Há muitas outras afirmações acerca do suplemento: que retarda o envelhecimento, **ajuda a perder peso (pesquisadores falam, que a Q10 empresta o seu peso para que você perca o seu - basta 75 mg** ao dia, durante as refeições), melhora o desempenho atlético, combate a **síndrome da fadiga crônica, alivia muitas alergias** e estimula a imunidade.

Procure cápsulas de gelatina mole, comprimidos ou líquidos que contenham a Q10 em uma base de óleo (de soja ou outro).

> **O nutriente é melhor absorvido se tomado com alimentos, pois é lipossolúvel. Caso não encontre as oleosas, tome associado a uma cápsula oleosa, como vitamina E, óleo de prímula etc.**

Receitas

Selecionamos algumas receitas para quem quer estimular a produção da coenzima Q10 pelo organismo.

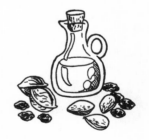

Mix de morango com abacaxi

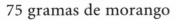
Digestivo

Ingredientes para uma porção:

75 gramas de morango
2 colheres (sopa) de suco de limão
2 colheres (sopa) de mel
2 colheres (sopa) de albumina em pó sem sabor
150 ml de suco de abacaxi gelado

Modo de preparo:

Junte os morangos, o suco de limão, o mel e metade do suco de abacaxi no liqüidificador. Bata por dez segundos. Adicione a albumina e o restante do suco de abacaxi, e bata por mais dez segundos. Coloque essa mistura em uma copo alto. Decore com um morango e sirva com canudinho.
Capacidade antioxidante: 3.048 ORAC.

Pão de mel

Saboroso e nutritivo

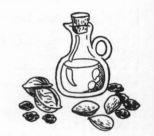

Ingredientes:

2 xícaras (chá) de leite de soja
1 xícara (chá) de açúcar mascavo
1 colher (chá) de canela em pó
½ colher (chá) de cravo em pó
½ xícara (chá) de mel
1 xícara (chá) de chocolate em pó
2 xícaras (chá) de farinha de trigo integral fina
2 colheres (chá) de fermento em pó
1 colher (chá) de bicarbonato de sódio
1 tablete (100 gramas) de chocolate meio amargo

Modo de preparo:

Misture bem o leite com o açúcar mascavo, a canela, o cravo e o mel. Peneire por cima o chocolate em pó e a farinha. Junte o fermento e o bicarbonato e misture tudo muito bem até obter uma massa lisa.

Despeje tudo numa assadeira média (22 × 33 cm) untada e enfarinhada e leve ao forno médio (180°) , por aproximadamente 45 minutos.

Cobertura:

Pique o tablete de chocolate meio amargo e distribua-o sobre o pão de mel, assim que sair do forno. Espere até que derreta ligeiramente e, então, alise a cobertura com uma faca ou espátula. Espere o bolo esfriar por completo e corte-o em quadrados.
Capacidade antioxidante: 2.560 ORAC.

Rocambole de pêra

Sobremesa contra os radicais livres

Ingredientes:

Massa:
> 6 ovos
> 6 colheres (sopa) de açúcar light
> 4 colheres (sopa) de malte
> 6 colheres (sopa) de farinha de trigo integral
> 20 gramas de açúcar light para polvilhar

Recheio:
> 3 pêras descascadas
> 2 colheres (sopa) de açúcar light
> 1 pacote de pó para pudim sabor chocolate e avelã, preparado conforme indicado na caixa

Modo de preparo:

Massa: Bata, na batedeira, as gemas com o açúcar e o chocolate em pó. Desligue e junte a farinha peneirada. Acrescente as claras batidas em neve e misture delicadamente. Forre uma assadeira retangular com papel manteiga, unte e polvilhe com farinha. Despeje a massa, leve-a ao forno médio-alto (200°C) e deixe assar por 30 minutos, aproximadamente. Tire do forno e desenforme sobre um pano polvilhado com açúcar. Enrole e deixe esfriar.

Recheio: Cozinhe as pêras em duas xícaras (chá) de água com duas colheres (sopa) de açúcar, até ficarem macias. Deixe esfriar, corte-as em fatias grossas e reserve.

Montagem: Desenrole a massa do rocambole. Espalhe o pudim preparado e, por cima, as fatias das pêras; enrole novamente, fechando o rocambole. Sirva com açúcar polvilhado.
Capacidade antioxidante: 1.245 ORAC.

Milkshake de fibras
Energia pura

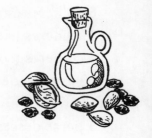

Bater no liqüidificador:

1 ½ copo (300 ml) de água
2 colheres (sopa) de leite de soja
1 colher (sopa) de farelo de arroz
1 colher (sopa) de sementes de linhaça
2 frutas (escolher entre 1 banana, 1 pêra, 1 maçã
   ou 2 fatias de melancia ou de abacaxi)

Substituir o café da manhã por 2 copos dessa mistura. Não tomar se o intestino for sensível.

Capacidade antioxidante: 1.930 ORAC.

Leite de castanha

Facilita a digestão

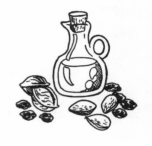

Ingredientes:

1 litro de água
1 copo (300 ml) de castanha crua (Pará ou cajú)
1 ½ colheres (sopa) de sementes de erva-doce
1 pitada de sal
mel a gosto

Modo de preparo:

Coloque a água no fogo. Quando começar a ferver, coloque a metade no liqüidificador e bata com as castanhas. A outra metade deve ficar fervendo com a erva-doce. Após bater bem as castanhas, passe em uma peneira para retirar os resíduos. Coloque um pouco da água que ficou fervendo sobre os resíduos, para que possa retirar todo o leite. Quando terminar, bata este leite com o mel, o sal e o restante da água com erva-doce. Coe novamente.

Bolo de frutas e nozes

Um requinte repleto de antioxidantes

Ingredientes:

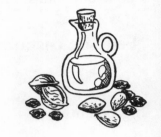

½ xícara (chá) de manteiga
1 xícara (chá) de açúcar mascavo
¼ colher (chá) de essência de baunilha
½ colher (chá) de sal
 suco de um limão
1 xícara de maçã cozida e amassada ainda quente
2 xícaras (chá) de farinha integral
2 colheres (sopa) de fermento biológico
1 xícara (chá) de cada uma das seguintes frutas picadas:
  cereja, uvas passas sem sementes, ameixas pretas secas e
  nozes

Modo de preparo:

Misture o fermento com meio copo de água morna, reserve. Coloque a manteiga, o açúcar, a maçã, o sal e a essência de baunilha em uma vasilha grande e funda. Acrescente a metade da farinha, o fermento dissolvido, misture. Junte o restante da farinha, as frutas e as nozes (pode substituir por castanhas). Misture delicadamente. Asse em forno moderado.

Capacidade antioxidante: 85.344 ORAC.

Gordura "trans"

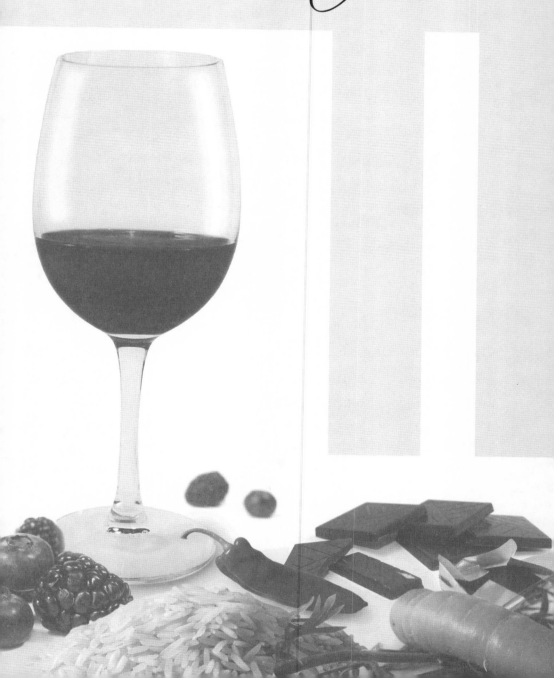

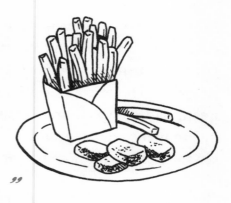

Gordura "trans"

A inimiga da saúde

Mulheres, cuidado com a gordura "trans"

Mais uma inimiga da saúde que afeta mais as mulheres do que os homens

Alimentos que imaginávamos inofensivos, como os cream crackers, margarina, granola e pipoca de microondas, contêm gordura "trans", resultante do processo de hidrogenação, que transforma óleos vegetais líquidos (conhecidos como insaturados ou gorduras boas) em cremosos.

Toda gordura que absorve oxigênio na sua preparação é uma gordura "trans". Leva mais radicais livres para nosso organismo.

Pesquisadores da Universidade de Harvard acreditam que estas gorduras provocam mais problemas para a saúde feminina do que a gordura saturada. Outros especialistas e organizações como a American Dietetic Association argumentam que, embora grandes quantidades de gorduras "trans" sejam nocivas, a maioria de nós ingere menos de 10 gramas delas diariamente, o que não chega a ser suficiente para nos colocar em risco.

Cerca de 15 mil mulheres morrem prematuramente, todo ano, por doenças cardíacas resultantes de uma alta ingestão de gorduras "trans". Os pesquisadores vêm associando este tipo de gordura a doenças como diabetes, colesterol elevado, câncer de mama e obesidade. Mais recentemente, um novo estudo confirmou estas afirmativas ao descobrir que mulheres com câncer de mama têm uma ingestão consideravelmente maior dessa gordura do que as que não sofrem da doença, o que deixa no ar a sugestão de que ela também está associada ao câncer de mama.

Dicas importantes

1 Devagar com a margarina.

2 Óleo de canola e azeite oliva (extra virgem, prensado a frio) não contêm gordura "trans".

3 Pipocas para microondas contêm duas a três gramas para cada porção de quatro xícaras. Prepare as pipocas no forno comum, usando uma tigela grande untada com óleo de canola, que também é despejado em pequena quantidade sobre os grãos de milho. Cubra e asse em forno médio até que os grãos estourem.

4 Nos restaurantes, muitas frituras são feitas em óleo vegetal parcialmente hidrogenado. Uma porção de batatas

fritas, por exemplo, tem quatro a seis gramas de gordura "trans" por batata. Dê preferência a grelhados e assados.

5 Biscoitos tipo cream cracker têm de um a dois gramas de gordura "trans". Opte por frutas e vegetais na hora dos "lanchinhos". Eles não têm qualquer traço de gordura e, de quebra, você terá um adicional de minerais e vitaminas.

Danos ao cérebro e gorduras "trans"

Pesquisas mostram que pessoas idosas que seguem dietas ricas em ácidos graxos "trans" têm funcionamento mental inferior e maior perda de memória.

Conclusão

Não deixe as gorduras "trans" dominarem as células do seu cérebro. Elas produzem assassinos que estropiam e matam as células do seu cérebro, ocasionando uma redução na sua capacidade mental. Solução: reduza a ingestão de gorduras "trans" e coma mais óleo de peixe, rico em ômega-3.

A substituição das gorduras "trans" por peixes gordos, ricos em ômega-3

Mesmo pequenas mudanças podem ajudar a resgatar seu cérebro do desequilíbrio de ácidos graxos. A substituição freqüente de carne por peixes gordos, como salmão ou sardinha, e a eliminação dos óleos de milho e da maior parte de outros molhos para salada, ricos em gorduras "trans", restaura o equilíbrio de gordura nas células, inclusive nos neurônios.

É surpreendente descobrir a rapidez com que ingerimos quatro gramas de gordura "trans"; esta é a quantidade presente em meia colher de sopa de óleo de soja ou milho.

Há 30 anos já é conhecida a toxicidade das gorduras "trans". Os molhos para salada são as fontes mais destrutivas. Todas as pessoas deveriam comer menos molho de salada, principalmente os feitos com óleo de soja ou de milho. As melhores opções são azeite de oliva extravirgem e óleos de canola, com quantidades relativamente baixas de gorduras "trans"; o óleo de canola também é rico em ômega-3. Existem indícios de que **o azeite de oliva extra-virgem proteja especificamente o cérebro.**

Lembre-se!

O azeite de oliva extra-virgem salva a memória

Segundo o pesquisador italiano Anthony Capurso, da Universidade de Bari, a ingestão de azeite de oliva e de outras gorduras monoinsaturadas (como a gordura do abacate e das nozes) ajuda a prevenir a perda de memória e o declínio da função cognitiva associado ao envelhecimento. Entre um grupo de 278 italianos idosos do sul do país, os indivíduos que ingeriam maior quantidade de azeite reduziram em um terço suas chances de perda de memória.

Mais notável: o azeite de oliva extra-virgem (primeira prensada a frio) preservou a função cognitiva nos idosos com menor grau de instrução, que são mais propensos à perda de memória associada à idade do que os indivíduos com alto grau de instrução.

A quantidade média consumida foi alta: **três colheres de sopa de azeite de oliva por dia, pois os italianos usam muito o azeite na culinária.** Os pesquisadores sugerem que o azeite de oliva, a exemplo do óleo de peixe, ajuda a manter a "integridade estrutural das membranas dos neurônios" e contém antioxidantes que combatem os radicais livres, que destroem as células do cérebro.

Importante

O azeite deve ser da primeira prensada a frio, portanto, extra-virgem. O bagaço da azeitona, após a primeira prensada a frio, é fervido para fazer outros óleos e assim, quando a temperatura aumenta a 60ºC, já se formou a gordura saturada (gorduras "trans").

Costumo brincar com meus alunos sobre os pastéis vendidos nas feiras livres - gordura ao ar livre queimando oxigênio (radicais livres). Comendo estes pastéis, eles estarão ingerindo 20 cm^3 de radicais livres - resultando em um grande dano para o cérebro - emburrecendo.

Gorduras, o que é bom e o que é ruim
O milagroso óleo de peixe ômega-3

O óleo de peixe ômega-3 pode consertar o coração, o sangue, as articulações, o cólon e até mesmo o cérebro. É um medicamento único e potente.

Os poderes terapêuticos do óleo de peixe são tão amplos que poderiam parecer despropositados. Grandes cientistas do mundo inteiro reconhecem que o óleo de peixe é um mago terapêutico cheio de surpresas.

O tipo específico de ácido graxo encontrado no óleo de peixe é único. É chamado de ômega-3. Alguns alimentos vegetais - óleo de canola, semente de linhaça, nozes - também possuem ômega-3, embora não sejam tão potentes quanto os do óleo de peixe. O óleo de peixe, ou ômega-3, é de dois tipos:

- **EPA, já há muitos anos considerado crucial no tratamento** e **prevenção de doenças cardíacas;**

- **DHA, que é atualmente reconhecido como importante nas funções cerebrais.**

Esses óleos estão presentes em alguns peixes gordurosos, como cavalinha, sardinha, salmão e arenque. O óleo de peixe, que contém quantidades específicas de ácidos graxos ômega-3, também pode ser encontrado em **cápsulas de gel**, as quais podem ser usadas terapeuticamente.

O excesso de gorduras "trans" (presente no óleo de milho, por exemplo) provoca o aumento de substâncias químicas inflamatórias causadoras de dores muito fortes nas articulações, e que infla-mam a membrana interna do trato intestinal, enquanto o óleo de ômega-3 tende a diminuir a inflamação e serve como tratamento complementar em um amplo espectro de doenças, como artrite, asma, colite, psoríase e até mesmo doenças arteriais.

O óleo de peixe também estimula a liberação de substâncias quí-micas que podem influenciar a atividade elétrica no coração, como também acalmar o cérebro, estimulando e aumentando a concen-tração mental.

Segundo pesquisa, é mais fácil para as substâncias químicas cerebrais, como a serotonina, transmitirem mensagens adequadas quando a consistência da gordura nas membranas que revestem as células cerebrais é fluida e flexível, tal como no óleo de peixe, do que quan-do é rígida e endurecida, como na banha de porco e óleos saturados.

Atenção

As suas articulações estão artríticas e doloridas? Você tem colite, uma doença intestinal inflamatória? O seu ritmo cardíaco é anormal, o que o torna vulnerável à morte súbita devido a um ataque cardíaco? Os seus triglicerídeos estão muito altos ou seus vasos sangüíneos estão levemente obstruídos e você tem medo de uma obstrução completa em uma de suas artérias, o que provocaria um ataque cardíaco ou um derrame cerebral? O seu humor ou sua capacidade mental não são dos melhores, você está um pouco deprimido, irritado e não se concentra tão bem como antes, ou está desconcentrado? Então você precisa de alimentos ou suplementos alimentares ricos em ácidos graxos.

Se você deseja experimentar os ácidos graxos para tratamento de distúrbios do déficit de atenção e hiperatividade, siga os conselhos de John Burgess e Laura Stevens, pesquisadores da Purdue University.

- É preciso determinar, nos distúrbios do déficit de atenção e hiperatividade, deficiências de ácidos graxos. **Os sinais básicos são sede excessiva, freqüência urinária, pele seca, cabelo seco e rebelde como palha, caspa, pequenos caroços rígidos em braços, coxas ou cotovelos.**

- **Aumente a quantidade de ácidos graxos essenciais. Isso inclui maior ingestão de óleo de canola, óleo de linhaça e, sobretudo, óleo de peixe ômega-3, que é encontrado em salmão, atum, cavalinha e sardinha. Estes ácidos graxos também podem ser aumentados através de suplementos em forma de cápsulas gelatinosas.**

Como andam os triglicerídeos

O óleo de peixe pode reduzir a cardiopatia de outras formas. Na verdade, é praticamente uma cura certa - melhor do que qualquer medicamento conhecido – para as altas taxas de triglicerídeos, um tipo de gordura sérica que pode ser perigosa para as artérias, principalmente quando associado a níveis baixos de HDL – colesterol bom. O óleo de peixe é provavelmente o "medicamento" mais seguro e eficaz na redução dos triglicerídeos.

Um possível inconveniente é que, geralmente, o óleo de peixe provoca um ligeiro aumento do LDL - colesterol ruim, o que desestimula a sua recomendação, por alguns médicos, para reduzir os triglicerídeos. O Dr. Harris não considera isso preocupante, mas pesquisadores canadenses descobriram uma solução: o uso combinado de alho.

Em um estudo recente, quando homens receberam 900 mg diários de alho em pó ou uma cápsula de alho (contra-indicado para quem tem pressão baixa) juntamente com as cápsulas de óleo de peixe, os triglicerídeos foram reduzidos em 34%, enquanto o LDL - colesterol ruim, em 5%.

A alternativa para diminuir os triglicerídeos e o colesterol é o uso de doses elevadas de niacina (vitamina B3). Doses recomendadas como seguras: 500 ui de ômega-3 e 100 mcg de niacina (vitamina B3). Use a niacinamida para não ter vermelhidão ou coceiras.

Alivia a dor da artrite e combate a homocisteína

O "remédio preferencial", natural e bem testado para o alívio dos sintomas da artrite reumatóide é o óleo de peixe ômega-3. Mais de uma dezena de estudos bem conduzidos, realizados nos últimos dez anos, mostram que o consumo de óleo de peixe promove o alívio de dor, inchaço e rigidez da artrite reumatóide. As doses necessárias para alívio são razoavelmente altas, de 3.000 a 5.000 mg diários de ômega-3, divididas por quatro vezes ao dia, acompanhadas das vitaminas B6, B9, B12, e B3 (podem estar juntas em um complexo vitamínico). As doses recomendadas das vitaminas são:

Vitamina	Dose
B3 (niacina)	25 mg
B6 (piridoxina)	100 mg
B9 (ácido fólico)	400 mcg
B12 (ciaconobalamina)	25 mg

Além disso 1.000 ui de ômega-3 três vezes ao dia, durante as refeições.

Coma gorduras de verdade

"Olestra", fique longe dela, é um produto também chamado poliéster de sacarose. Suas enzimas não conseguem encolher, para que possam passar através da parede de seu intestino. Se elas não passam, você não obtém ácidos graxos essenciais.

Por isso

- Não coma gorduras inventadas. Não coma nada feito com margarina, óleo hidrogenado ou ácidos transgraxos, ou qualquer produto com os rótulos **"olean ou olestra".**

> • Coma queijos não processados. Aquecer, hidrogenar ou manipular as gorduras presentes no queijo alteram a sua qualidade nutricional, o que faz com que não possam ser utilizadas por seu organismo. Leia os rótulos.

O que é errado?

A margarina é uma das substâncias mais tóxicas que podem penetrar no seu organismo. O processo de fabricação da margarina inclui a reunião de óleos naturais de plantas, que estão sempre na forma líquida, e a reorganização das cadeias químicas para torná-las sólidas à temperatura ambiente, imitando as gorduras saturadas, como a manteiga. Isso é o que dá à margarina uma consistência semelhante à da manteiga - mais ou menos como o vidro se parece com o cristal.

Os óleos poliinsaturados também são altamente instáveis. Isso significa que o aquecimento os transformam ainda mais naqueles perigosos óleos "trans". Tente usar, antes de qualquer outro, os óleos processados a frio. O cozimento em altas temperaturas, como a fritura, danifica a configuração molecular que ocorre naturalmente, porque a transforma na configuração "trans". Quanto mais baixa a temperatura, menor o dano.

> ### Estes produtos vão matá-lo
>
> Sacarose (açúcar branco refinado); dextrose; polidextrose; xarope de milho (alto teor de frutose);

> **sorbitol; maltodextrina; margarina; óleo hidrogenado e olean (ou olestra).**
>
> **Perigo! A maioria das cadeias de fast-food (comida rápida) usam o olestra, o veneno. Fique longe delas.**

Sete maneiras de manter as gorduras inflamatórias longe do seu cérebro.

1 Não use gordura trans; não use óleo de milho, **óleo de açafrão ou óleo de semente de girassol normal;**

2 Não use margarinas feitas com esses óleos;

3 Não use molhos para saladas e/ou maionese feitos com esses óleos;

4 Não coma alimentos processados, como batata frita de saquinho e pipoca de microondas, que tenham sido fritos, cozidos ou preparados com esses óleos;

5 Use os ômega-3; use óleo de canola (que contém ômega-6, compensado pelo ômega-3, em uma excelente proporção de 2:1) e azeite de oliva extra-virgem;

6 Use óleo de semente de linhaça, que tem a menor proporção de gordura "trans" para ômega-3.

7 Coma peixes gordos (salmão, cavalinha, arenque, sardinha), ricos em ácidos graxos ômega-3, que ajudam a neutralizar a gordura "trans".

Por que não usar o óleo de fígado de bacalhau?

Embora alguns afirmem que conseguem aliviar o reumatismo com óleo de fígado de bacalhau, ele não substitui o óleo de peixe ômega-3 no tratamento dessa doença. Como o seu próprio nome indica, ele provém do fígado do peixe e, na verdade, não contém altos níveis dos ômega-3 benéficos.

O óleo ômega-3 contido nas cápsulas é retirado do peixe inteiro, e posteriormente é processado para conter determinadas quantidades de ácidos graxos EPA e DHA. Ademais, o excesso de óleo de fígado de bacalhau pode ser perigoso. O óleo de fígado de bacalhau, exceto quando privado das vitaminas A e D, é muito rico nessas vitaminas lipossolúveis, as quais podem se acumular no organismo e tornarem-se tóxicas.

Equilibre gordura, carboidrato e proteína

Se você for do tipo sangüíneo "O", coma 80% do prato de proteínas, se for do tipo sangüíneo "A", ingira 80% de vegetais e se for do tipo "B", sua refeição deve ser 50% proteínas e 50% vegetais.

Dicas

Assim que você aumentar sua porção de proteína e limitar os carboidratos refinados, a diferença no seu estado físico será espantosa. Você perderá o excesso de gordura, terá mais energia, precisará de menos sono e, o que é melhor, irá prevenir as doenças fatais associadas ao envelhecimento.

Sempre procure ingerir, em uma mesma refeição, alimentos crus e cozidos, assim terá enzimas digestivas que equilibrarão as gorduras.

Essa dieta funciona porque os legumes, verduras e frutas adicionais fornecerão a você as vitamina B6, B9 e óleo de peixe; a carne e os laticínios fornecerão a vitamina B12. Os níveis de homocisteína serão mantidos baixos, como também o risco de arteriosclerose, câncer e outras doenças degenerativas.

Os dez peixes com maior quantidade de gordura benéfica

Aqui estão os peixes que mais contêm DHA, uma gordura que estimula o cérebro. Observação: quanto mais gordura, mais DHA, ou seja, o ideal é optar por peixes gordos.

Os peixes menos gordos, como bacalhau, bagre, pintado, garoupa, haddock, peixe-espada e os moluscos contêm pouca quantidade de ômega-3, em média apenas 0,1 a 0,2 grama de DHA em cada 100 gramas.

Os peixes comem algas, que são então convertidas em DHA; comem também uns aos outros, gerando grande quantidade de DHA e EPA e, por isso, são tão ricos em ômega-3. Precisamos de óleo de peixe para desenvolver cérebros fortes e um sistema hormonal equilibrado.

Gramas de DHA em 100 gramas de peixe cru/lata

Anchova	0,9
Arenque	1,0
Cavalinha	1,4
Salmão	0,8
Sardinha	1,0
Truta	0,5
Atum	0,9
Savelha	0,9

O que são ácidos gordos poliinsaturados?

Os ácidos gordos poliinsaturados são elementos essenciais na nossa dieta, e estão contidos nas gorduras que ingerimos. Há dois grupos de ácidos gordos essenciais: os ômega-3 e os ômega-6.

A importante e longa cadeia de ácidos gordos do grupo ômega-3 é rara na dieta, uma vez que são geralmente encontrados em alimentos marítimos. Por outro lado, o grupo ômega-6 é bastante comum nas dietas diárias, vindo através dos óleos vegetais.

Óleo de oliva, escudo do intestino

Quem não dispensa um bom azeite na salada está fazendo um favor ao intestino. Provavelmente, porque ele provoca o aumento de uma enzima chamada diaminoxidase. Ela regula a divisão celular no intestino grosso e bloqueia as células anormais. Duas a três colheres de sopa de azeite dão a dosagem diária de ácidos graxos essenciais. Nos doces, substitua a manteiga. Para adaptar receitas, saiba que 1 xícara de manteiga eqüivale a 3/4 de xícara do óleo.

Óleo de linhaça

Rica em óleo com propriedades terapêuticas, a linhaça é a semente do linho, planta cultivada há mais de 7.000 anos. O óleo é usado para prevenir e tratar doenças cardíacas e para aliviar doenças inflamatórias e hormonais, incluindo a esterilidade.

Fonte de ácidos gordos essenciais

As sementes do linho são fonte de ácidos gordos essenciais, gorduras e óleos fundamentais para a saúde, que o nosso organismo não produz. Um dos ácidos presentes na linhaça, o ácido alfalinolênico, conhecido como ácido gordo ômega-3, está presente em muitos outros óleos de sementes, incluindo a groselha-preta e as nozes.

A linhaça contém ainda ácidos gordos ômega-6 (sob a forma de ácido linolênico), também presentes em muitos óleos vegetais, e linhanos, substâncias que parecem ter efeitos benéficos sobre vários hormônios e que podem auxiliar no combate ao câncer e às bactérias, vírus e fungos.

Pode ser utilizada para:

- Prevenir doenças cardíacas;
- É bom para a pele, cabelo e unhas;
- Reduzir a inflamação;
- Casos de esterilidade, impotência, dores menstruais e endometriose;
- Aliviar distúrbios dos nervos;
- Aliviar a prisão de ventre e doenças diverticulares.

Pode ser encontrado sob a forma de cápsulas comuns, cápsulas de gelatina mole, óleo e pó.

Protegem a membrana das células

Os ácidos gordos atuam em todo o organismo, protegendo a membrana das células. Estas membranas têm a responsabilidade de deixar entrar os nutrientes úteis e impedir as substâncias nocivas. Esta função das membranas explica por que razão o óleo de linhaça poderá ter efeitos benéficos tão vastos.

O óleo de linhaça faz baixar o colesterol, protegendo assim contra as doenças cardíacas, e pode se revelar útil contra a angina de peito e a hipertensão arterial. Como auxiliar da digestão, pode prevenir, ou mesmo dissolver, cálculos biliares. Além de tudo, pode facilitar a transmissão dos impulsos nervosos, o que o torna potencialmente útil em casos de dormência e formigamento, bem como de problemas cerebrais ou nervosos crônicos, como a doença de Alzheimer.

A linhaça esmagada é uma excelente fonte natural de fibras dietéticas. As sementes aumentam o volume das fezes e o óleo lubrifica-as, tornando a linhaça útil no tratamento da obstipação e dos problemas diverticulares.

Contém fitoestrôgenios, que imitam a ação do hormônio sexual feminino estrogênio, por isso, o óleo de linhaça pode ser benéfico para o ciclo menstrual. Devido a sua ação antiinflamatória, o óleo de linhaça reduz as dores menstruais.

O óleo de linhaça pode também ser benéfico para o homem no tratamento da esterilidade e dos problemas da próstata. Alguns estudos sugerem que a linhaça tem propriedades antibacterianas, antifúngicas e antivirais, o que poderá explicar, em parte, a eficácia do óleo em casos de doenças como a herpes.

Como tomar

Dosagem: vai desde uma colher de chá a uma colher de sopa, uma a duas vezes ao dia. Para o equivalente a uma colher de sopa, sob a forma de cápsulas, devem ser tomadas cerca de 14 cápsulas com 1000 mg de óleo por unidade. Quanto às fibras, misturar uma ou duas colheres de sopa de linhaça moída em um copo com água e beber até três vezes ao dia, podendo levar de um a dois dias para obter resultados.

Dicas

- O óleo de linhaça estraga-se rapidamente; para garantir seu frescor, guarde-o na geladeira.

- Compre o óleo em frascos opacos de plástico ou vidros marrons.

- O óleo de linhaça tem sabor de frutos secos. Use para temperar saladas e comidas (uma colher = 100 calorias), **porém, não o utilize para cozinhar, pois o calor destrói seus componentes.**

- Um cataplasma de linhaça moída é um tratamento antigo para furúnculos e feridas infectadas.

Receitas

Selecionamos algumas receitas nas quais é possível encontrar ômega-3.

Atum com molho agridoce

A gordura que cuida do coração

Ingredientes:

250 gramas de atum
100 gramas de cogumelos shitake cortados em tiras
200 ml de molho shoyu
2 colheres (sopa) de azeite de oliva extra virgem

Molho:

250 ml de molho shoyu
100 gramas de açúcar mascavo
50 ml de vinagre de maçã
250 ml de água
150 ml de saquê (opcional)

Modo de preparo:

Primeiro faça o molho, deixando cozinhar todos os seus ingredientes em fogo baixo por 30 minutos. Depois, em uma panela, refogue o shitake nos 200 ml de molho shoyu por três minutos e coe, reservando apenas os cogumelos. Doure o atum no azeite. Ponha-o em um prato, espalhando os shitake por cima e o molho agridoce.

Sopa de shitake

Bom para o pulmão, a pele e o coração

Ingredientes:

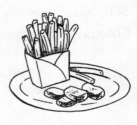

200 gramas de cogumelos shitake frescos
6 xícaras (chá) de água
2 dentes de alho picado
2 colheres (sopa) de azeite de oliva extra virgem
2 colheres (sopa) molho shoyu
Orégano e pimenta a gosto para corrigir o tempero

Modo de preparo:

Remova o cabinho dos cogumelos, antes de cozinhá-los no vapor por quinze minutos. Corte-os em quatro pedaços e reserve. Doure o alho no azeite. Junte o shoyu e a água. Espere a mistura ferver para acrescentar o shitake. Tempere com a pimenta do reino e o orégano. Deixe o caldo fervendo durante 2 minutos. Então, tampe a panela e diminua a chama. Cozinhe por mais 4 minutos e sirva.

Picadinho de peito de peru

Bom para a pele, pulmão e coração

Ingredientes:

400 gramas de peito de peru cortado em cubos e temperado a gosto
150 gramas de cogumelo-do-sol ou cogumelos shitake, se preferir

1 xícara (chá) de água

2 dentes de alho picados

2 colheres (sopa) de amido de milho diluídas em ½ copo de água

1 colher (sopa) de azeite de oliva extra-virgem

Sal e pimenta a gosto para corrigir o tempero

Modo de preparo:

Em uma panela, doure o alho no azeite. Acrescente o peru, fritando-o ligeiramente. Junte os demais ingredientes, menos os cogumelos. Tampe e deixe cozinhando por 40 minutos. Só então junte os cogumelos, fervendo por mais três minutos. Finalmente, ponha o amido de milho, para engrossar o molho. Mexa por mais 1 ou 2 minutos e sirva imediatamente.

Salada de cogumelo

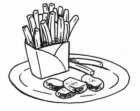

Para o coração bater sossegado

Ingredientes:

350 gramas de cogumelos shitake bem picados, cozidos na água fervente por 3 minutos

1 maço de cheiro-verde picado

½ xícara (chá) de azeite de oliva extra virgem

1 cenoura picada

2 dentes de alho espremidos

1 pé de alface

1/2 limão espremido

Modo de preparo:

Espalhe as folhas de alface em uma travessa rasa. Salpique-as com os cogumelos, o cheiro-verde e a cenoura. Misture o alho, o suco de limão e o azeite, regando a salada com esse molho.

GORDURA HIDROGENADA - TRANS

São as piores gorduras, capazes de aumentar os níveis de LDL (colesterol ruim) e reduzir os níveis de HDL (colesterol bom), desequilibrando a pressão arterial e aumentando o risco de derrames.

A gordura trans é principalmente encontrada em:

- Margarinas
- Biscoitos (praticamente todos, principalmente os recheados e os wafer)
- Pacotes de batatinhas fritas
- Salgadinhos
- Sorvetes (principalmente os dietéticos)

Os alimentos de origem animal, como a carne e o leite possuem pequenas quantidades dessas gorduras.

Males relacionados à gordura trans

Cientistas relacionaram o consumo dessa gordura vegetal a doenças metabólicas, ou à chamada Síndrome Metabólica (aumento da cintura abdominal), diabetes tipo 2, infarto, derrame, alterações dos lipídeos sangüíneos, hipertensão arterial, obesidade e esteatose hepática (fígado gorduroso). Há relatos da associação de hidrogenados com vários tipos de câncer.

Segundo a OMS (Organização mundial de Saúde), a ingestão de gorduras trans não deve ultrapassar 1% do total de calorias diárias. Numa dieta de 2000 calorias, usada como padrão pela Anvisa, equivale a 2,2 gramas de trans por dia.

COMO SE PROTEGER

Leia sempre o rótulo dos alimentos industrializados e evite os que contenham óleo ou gordura hidrogenada ou parcialmente hidrogenada.

Desconfie dos alimentos sequinhos. Aqueles que são fritos, mas não ficam oleosos.

PESQUISAS

–1994

Epidemiologistas da Universidade de Harvard atribuíram ao consumo da gordura hidrogenada até 100 mil mortes prematuras por ano nos Estados Unidos.

– 2001

Divulgado um estudo feito com 84 mil enfermeiras, durante 14 anos, no qual ficou confirmado que a principal gordura relacionada ao diabetes e ao aumento do colesterol e triglicerídios era a hidrogenada.

– 2002

Cientistas americanos fizeram estudos com o objetivo de esclarecer quanto de gordura hidrogenada uma pessoa poderia consumir por dia, sem prejudicar sua saúde. O resultado foi surpreendente: zero.

O epidemiologista-chefe da Escola de Medicina de Harvard, Walter Willet, diz que a introdução dos hidrogenados na alimentação foi o maior desastre da história alimentícia nos EUA. Resultou numa epidemia de obesidade e demais doenças.

Mesmo a conservadora "Harvard Health Letter" refere-se a elas como "o novo inimigo".

ALERTA NO BRASIL

A partir de 2006, de acordo com uma resolução da Agência Nacional de Vigilância Sanitária (Anvisa), todos os fabricantes de alimentos industrializados são obrigados a informar no rótulo de seus produtos a quantidade de gordura trans contida neles.

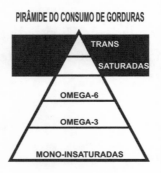

PIRÂMIDE DO CONSUMO DE GORDURAS

TRANS
SATURADAS
OMEGA-6
OMEGA-3
MONO-INSATURADAS

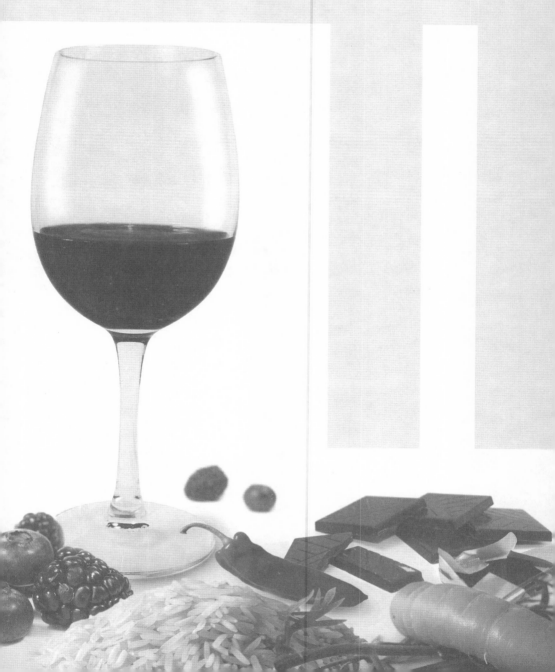

Glucosamina

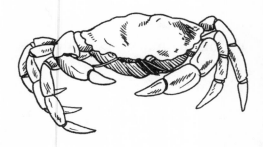

Glucosamina

Excelente contra osteoartrite

O único agente conhecido que é capaz de interromper
ou reverter a mais incapacitante de todas as doenças
- a osteoartrite - e é totalmente seguro!

Não surpreende que as pessoas vítimas da artrite chamem-no de
"remédio milagroso", pois ele o é, certamente, se comparado com
as alternativas oferecidas pela medicina convencional.

Uma substância natural, encontrada principalmente na carne de
caranguejo, chamada glucosamina, algumas vezes combinada com
outro nutriente, a condroitina, é o mais potente medicamento
conhecido no combate às causas subjacentes da degeneração articular, que é mais freqüentemente exemplificada pela osteoartrite,

172 - CHIQUE É SER SAUDÁVEL

uma doença incapacitante que atinge grande número de pessoas, depois de uma certa idade.

Eis o que acontece:

A matéria lisa, rígida, elástica e gelatinosa que atua como um colchão ou amortecedor, para evitar que as extremidades ósseas nas articulações entrem em atrito, começa a decompor-se e não se regenera.

E se fosse possível reconstruir a cartilagem ou até regenerá-la?

A medicina convencional diz que a osteoartrite não pode ser revertida e, geralmente, mesmo interrompida, pode apenas ser tratada com analgésicos poderosos e antiinflamatórios para mascarar a dor e, como um último recurso, com a substituição cirúrgica da articulação. Contudo, não é esse o consenso médico em outros países. Na Europa, **os pacientes com osteoartrite geralmente recebem nutrientes especiais - glucosamina e condroitinas - para estimular o crescimento de uma nova cartilagem, interrompendo a progressão da osteoartrite e até mesmo revertendo-a.**

O que é a glucosamina?

A glucosamina é um nutriente encontrado nos alimentos em quantidades ínfimas; também é produzida pelas células cartilaginosas do corpo. Sua principal tarefa é estimular a produção de longas cadeias de açúcares, chamados glucosaminoglicanos, que são necessários para a reconstrução da cartilagem.

Quais são as provas?

A glucosamina tem sido o "medicamento de escolha" para tratamento da osteoartrite em diversos países, como Portugal, Espanha e Itália, desde o início da década de 1980. **Sem qualquer dúvida, quando ingeridas, as substâncias chegam rapidamente aos alvos adequados, tecidos conjuntivos e cartilagem articular, conforme traçado pelo uso de agentes radioativos.**

Em outro estudo, 80 pacientes hospitalizados com acessos de osteoartrite (pescoço, espinha lombar ou várias articulações) receberam diariamente 1.500 mg de sulfato de glucosamina. Após três semanas, cerca de 20% não sentiam mais dor ou outros sintomas.

O estudo apresenta provas concretas de que a glucosamina realmente recuperou a cartilagem; em outras palavras, ela atacou a causa subjacente da osteoartrite. Além disso, a regeneração da cartilagem ocorreu em trinta dias.

Pesquisa com as provas radiográficas mostraram que a combinação glucosamina-condroitina realmente estimulou o crescimento de uma nova cartilagem, na verdade, revertendo a osteoartrite.

Qual é a sua eficácia?

A glucosamina age basicamente pelo estímulo à reconstrução da cartilagem danificada. Além disso, tem alguma ação antiinflamatória, mas, principalmente, alivia a dor, o inchaço e a sensibilidade, ao reconstruir o tecido conjuntivo rígido, que é a causa da dor, antes de tudo.

A condroitina protege a cartilagem anterior da degeneração prematura e atua como um constituinte para a criação de uma cartilagem nova e saudável.

Algumas pessoas sentem alguma melhora em uma ou duas semanas. Geralmente, essa melhora já deve ser observada em oito semanas. Contudo, é importante entender que, embora o alívio da dor e de outros sintomas possa ser praticamente imediato, para a reconstrução efetiva da cartilagem e o tratamento da causa da doença é necessário mais algum tempo.

A glucosamina deve ser o "remédio preferencial" nos casos de osteoartrite, a primeira coisa a ser experimentada. Ela pode aliviar a dor, permitindo adiar ou evitar a cirurgia de substituição de articulação.

Para que mais serve?

Pode-se tentar usar a glucosamina em praticamente todos os tipos de dor ou lesões articulares. Qualquer problema que envolva a restauração de cartilagem e articulações, como osteoartrite, artrite reumatóide, espondilite anquilosante, problemas do disco invertebral, condromalacia (amolecimento da patela), tendinite, bursite, recuperação pós-cirúrgica de lesão traumática às articulações e tenossinovite. A glucosamina pode ser terapêutica no reparo de fraturas, rompimentos de tendões e ligamentos.

Dosagens

A dose habitual para artrite e outros disturbios é de 500 mg de sulfato de glucosamina 3 vezes ao dia ou 1.500 mg diárias. Esta quantidade tem se mostrado segura para todos os indivíduos e eficaz para a maioria.

A glucosamina deve ser tomada em regime prolongado e parece ser muito segura, podendo ter seu efeito potencializado com 500 mg de condroitina.

Receitas

Selecionamos algumas receitas nas quais é possível encontrar a glucosamina.

Caranguejo no bafo

Dê uma força para suas articulações

Ingredientes para 4 porções:

12 caranguejos
4 limões grandes, cortados em gomos

Modo de preparo:

Ferva bastante água num caldeirão grande, colocado sobre fogo forte.

Tampe o caldeirão e arrume aos poucos os caranguejos bem lavados. Quando ficarem vermelhos, é sinal de que estão no ponto. Quebra-se a carapaça do caranguejo e come-se a carne com suco de limão.

Sopa de caranguejo

Para dores reumáticas

Ingredientes para 6 porções:

1kg de massa (carne) de caranguejo
1 colher (sopa) de suco de limão
1 vidro de leite de coco
3 colheres (sopa) cheias de azeite de oliva extra virgem
½ xícara (chá) de salsa picada
½ xícara (chá) de cebolinha verde picada
½ xícara (chá) de coentro picado (opcional)
4 dentes de alho picados
500 gramas de inhame
1/2 xícara (chá) de azeite de oliva extra virgem
Sal

Modo de preparo:

Lave bem a massa de caranguejo em uma peneira. Regue com o suco de limão e deixe temperar por 10 minutos. Esquente o azeite de oliva e doure ligeiramente o alho. Acrescente o caranguejo, o sal, a cebolinha e o coentro cortados miudinho. Refogue. Separadamente, ferva o leite de coco com as 3 colheres de azeite, 1 colher (sobremesa) cheia de sal e o inhame, escorra e passe pelo espremedor. Junte este purê ao caranguejo, mexa bem e prove o sal. Dê uma fervura rápida. A sopa deve ficar em ponto de creme, e não grossa demais. Acrescente, se for o caso, água quente até obter o ponto desejado. Sirva bem quente, com pedaços de limão.

Moqueca de caranguejo

Não há dor que resista

Ingredientes para 4 porções:

500 gramas de carne de caranguejo
2 dentes de alho
2 colheres (sopa) urucum
2 pimentões vermelhos
½ xícara (chá) de coentro
1 limão grande
1 pimenta malagueta madura
½ xícara (chá) de azeite de oliva extra virgem
1 vidro de leite de coco
Sal

Modo de preparo:

Ferva os caranguejos até que fiquem bem vermelhos. Depois, esfregue-os sob água corrente, com uma escovinha dura, retire a carne. Unte uma panela de barro com 1 colher (sopa) de azeite. Arrume o alho e os pimentões vermelhos cortados em tiras e urucum, o coentro picado miudinho, as malaguetas bem amassadas no suco de limão, e regue com bastante azeite. Coloque a carne de caranguejo na panela e regue com o leite de coco temperado com 1colher (chá) cheia de sal. Dê uma fervura em fogo forte. Abaixe para fogo brando e cozinhe por 30 minutos. Sirva com arroz integral.

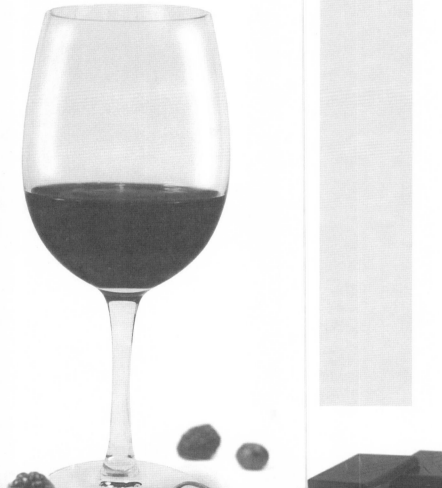

Arroz

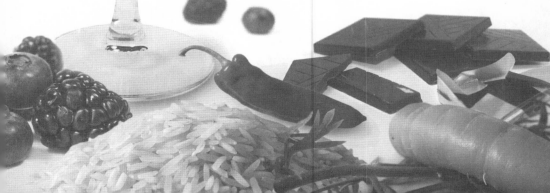

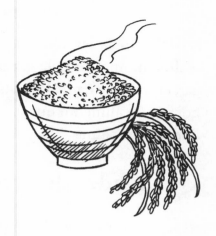

Arroz integral

O equilíbrio da mente e do corpo

De todos os alimentos usados na face da terra, o único produto equilibrado em sódio e potássio, dois elementos de primordial valor para o metabolismo humano, é o arroz integral.

Tão importante quanto o arroz integral é a sua mastigação, pois se não for triturado convenientemente, ou se for deglutido sem ser mastigado, o seu valor nutritivo torna-se nulo, pois será eliminado da mesma maneira que foi ingerido. Sem saliva não há um bom aproveitamento.

Não importa o que se coma, o importante é reduzir o produto da mastigação até chegar ao estado líquido ou semi-líquido. Buda dizia "comer os líquidos e beber os sólidos".

A perfeição da mastigação ocorre quando se deglute e **não se sente o alimento passar pela garganta**. Essa é a forma correta do mastigar, eis porque é preciso mastigar 50, 60, 70, 100 ou 120 vezes cada bocado de alimento que vai à boca, de acordo com a gravidade da doença em pauta.

Qualidades do arroz

Através da ingestão de arroz, os fluídos do corpo são postos em movimento e o excesso de líquidos é eliminado.

> **Aconselha-se a famosa dieta de arroz a pessoas que sofrem de pressão alta, para o edema dos cardíacos, dos nefróticos, das gestantes etc.**

O grão de arroz, em si, tem pouco sódio (o cloreto de sódio - sal de cozinha -estimula a retenção de água nos tecidos) e, por isso, é usado nas dietas de emagrecimento e é muito importante na alimentação macrobiótica.

A digestibilidade do arroz é grande pelo fato da proteína permear todo o grão. A proteína é livre de gliadina e, portanto, não produz reações alérgicas. Durante o cozimento, o arroz forma mucilagem (como a aveia e a cevada), sendo muito útil para combater irritações intestinais. Tem uma ação obstipante, principalmente em bebês.

Cura a curto prazo

O arroz tem uma ação anabolizante, atuando mais intensamente sobre o sistema metabólico. Nessa fase, tem início a eliminação dos produtos tóxicos e químicos contidos na corrente sangüínea, e, concomitantemente, a perda de peso, que pode variar de acordo com o volume de líquidos retidos do organismo. Ainda nessa fase haverá a mudança parcial ou total dos glóbulos sangüíneos, e então algumas doenças ou distúrbios desaparecerão, como a enxaqueca, a epilepsia, doenças gastrointestinais, etc; é a fase indicada como a "cura a curto prazo".

Deve-se comer apenas arroz integral. É a linha de conduta inicial, para os indivíduos que apresentem distúrbios orgânicos de origem metabólica.

Dieta do arraz integral: (tabela na próxima página)

Importante:
O cozimento do arroz não deve ser feito com temperatura alta, por isso é indicado que se faça na cafeteira. Deixe o arroz previamente de molho no escuro, durante 4 horas no mínimo. Coloque o arroz no refratário e a água no reservatório da cafeteira. Deixe cozinhar até que o arroz amoleça.

Para pessoas com muita dificuldade para perder peso, deve-se iniciar o tratamento com 7 dias só comedo arroz integral e bebendo água. Como manutenção, pode-se fazer o indicado na tabela a seguir.

Dieta do arroz integral: desintoxicação, equilíbrio e emagrecimento (%)

	Dias	Arroz	Vegetais	Sopas	Carnes	Saladas/Frutas	Sobremesas	Bebidas
1ª etapa	1	10	30	10	30	15	5	Água
	2	20	30	10	25	10	5	Água
2ª etapa	4	40	30	10	20	-	-	Água
	5	50	30	10	10	-	-	Água
3ª etapa	7	70	20	10	-	-	-	Água
	8	80	20	-	-	-	-	Água
	9	90	10	-	-	-	-	Água
	10	100	--	-	-	-	-	Água

Receitas

Selecionamos algumas receitas interessantes para o uso do arroz integral.

Arroz doce

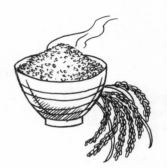

Deliciando o paladar e o espírito

Ingredientes:

2 xícaras (chá) de arroz integral cru, lavado e escorrido
8 xícaras (chá) de extrato de soja
2 ½ xícaras (chá) de açúcar demerara
1 colher (sopa) de sal
3 xícaras (chá) de água
4 colheres (chá) de casca de limão ralada
Canela em pó a gosto

Modo de preparo:

Coloque a água e 4 xícaras de extrato de soja para ferver. Quando estiver fervendo, adicione o arroz. Quando o arroz estiver quase cozido, junte o restante do extrato de soja, o açúcar, o sal e as raspas de limão. Depois de cozido, coloque em um refratário e salpique canela em pó. Sirva morno ou gelado.

Bolinho de arroz e nozes

Seu organismo em paz

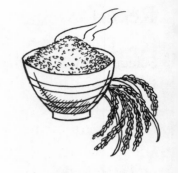

Ingredientes:

2 xícaras (chá) de leite de soja
2 colheres (sopa) de óleo de canola
1 xícara de (chá) de nozes picada
2 xícaras de arroz integral cozido
Farelo de pão integral levemente torrado até dar ponto
Sal

Modo de preparo:

Coloque em uma tigela o arroz, as nozes, o óleo e o leite. Tempere com sal e vá acrescentando o farelo de pão até que fique com uma consistência firme. Unte forminhas com óleo e coloque, com o auxílio de uma colher, a massa. Leve ao forno moderado.

Pão de arroz

Deixe seu metabolismo em dia

Ingredientes:

2 xícaras (chá) de farinha de arroz
1 xícaras (chá) de farinha branca
2 colheres (sopa) de açúcar mascavo
½ xícara de azeite de oliva extra-virgem
1 colher (chá) de sal marinho
1 tablete de fermento biológico (15g)
3 ovos
Água

Modo de preparo:

Dissolva o fermento em ¼ de copo de água morna. Coloque em uma vasilha funda as farinhas, o açúcar, o azeite, o sal, o fermento dissolvido, os ovos e vá acrescentando água até ficar uma pasta. Coloque em forma untada. Deixe repousar em lugar aquecido até atingir o dobro do tamanho. Asse em forno moderado por 45 minutos, aproximadamente. Rendimento: 2 pães

Empadinha

Equilibre seu paladar

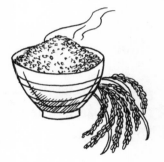

Ingredientes:

1 xícara (chá) de farinha de arroz
Sal marinho e gergelim a gosto
2 xícaras (chá) de tofu esfarelado
2 colheres (sopa) de óleo de canola
1 colher (sopa) de água gelada
Recheio de sua preferência (queijo, palmito, cogumelos, etc)

Modo de preparo:

Misture bem todos os ingredientes para fazer a massa. Abra diretamente em forminhas individuais untadas. Coloque o recheio e cubra cada uma com um pouco de massa, como se fosse uma tampa. Asse em forno médio, por cerca de 20 minutos. Se quiser, salpique gergelim antes de assá-las.

Pão de farinha de arroz

Equilíbrio do corpo

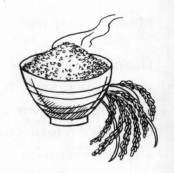

Ingredientes:

1 quilo de farinha de arroz
1 colher (chá) de sal marinho
1 pitada de erva-doce
3 ovos
¼ de xícara de óleo de canola
2 xícaras de água

Modo de preparo:

Ferva a água junto com o óleo, o sal e a erva-doce; junte a farinha de arroz de uma só vez, misture bem. Acrescente os ovos e amasse bem. Faça os pães e asse em forno quente, por 35 a 40 minutos.

Mingau digestivo

Gostoso e desintoxicante

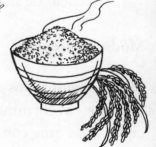

Ingredientes:

1 1/2 colher (sopa) de farinha de arroz
Sal marinho
1 colher (sopa) de missô
2 copos de água

Modo de preparo:

Colocar na panela a água e a farinha, levar ao fogo e mexer até engrossar. Juntar o sal e o missô. A textura pode ser a gosto; se quiser mais mole, junte mais água, se quiser mais tipo pirão, deixe secar mais.

Creme de espinafre

Chique e desintoxicante

Ingredientes:

3 colheres (sopa) de farinha de arroz
4 colheres de (sopa) de extrato de soja
1 maço de espinafre picado
Sal
1 dente de alho picado
2 colheres (sopa) de óleo de canola
2 xícaras de água

Modo de preparo:

Dourar o alho no óleo, adicionar o espinafre, a farinha de arroz e o extrato, diluídos na água. Mexer bem até engrossar. Servir quente, simples, ou utilizá-lo no recheio de tortas, panquecas ou lasanhas.

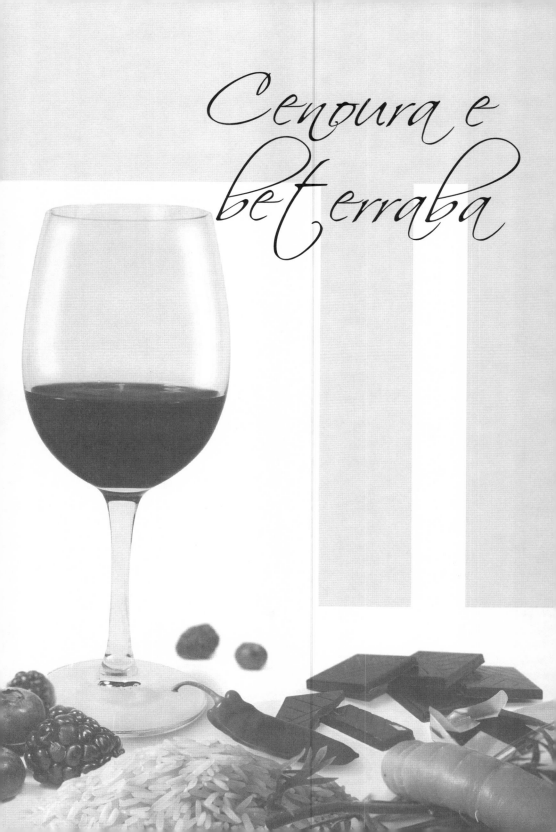

Cenoura e beterraba

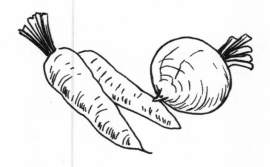

Cenoura e beterraba

Revolução dos mensageiros do cérebro

Algumas das descobertas mais interessantes sobre o funcionamento do cérebro e sobre como alimentos e suplementos podem influenciar o pensamento e o comportamento vieram dos novos conhecimentos sobre a atividade dos neurotransmissores.

Sem os neurotransmissores, as luzes do cérebro se apagariam; eles formam o sistema de eletrificação do cérebro. São a essência da memória, inteligência, criatividade e humor.

Serotonina: O poderoso mensageiro

É interessante observar que as mulheres sintetizam a serotonina no cérebro com metade da velocidade do homem, o que talvez ajude a explicar porque as mulheres são mais propensas à depressão. Os circuitos de serotonina também enfraquecem com a idade, pois os neurônios perdem os receptores necessários para ativar a serotonina. Assim, a serotonina em abundância, na verdade, ajuda a impedir danos cerebrais à medida que envelhecemos! Muitos suplementos de vitaminas, nutrientes e ácidos graxos ajudam a ampliar e regular a atividade da serotonina.

No final da década de 1970, uma equipe de pesquisadores do Massachusetts Institute of Technology, lideradas pelo Dr. Richard Wurtman, teve a primeira luz de que os **componentes dos alimentos** poderiam imitar medicamentos no controle de neurotransmissores, provocando mudanças na atividade do cérebro e no comportamento. A disponibilidade de um nutriente específico pode ditar os níveis e a potência de um transmissor específico. Por exemplo, as células do cérebro precisam de **triptofano**, um aminoácido presente nos alimentos, para produzir serotonina, o mensageiro do bom humor.

Coloque anos de vida no seu cérebro

As pessoas que exercem atividades física e mental diariamente vivem vários anos a mais e mantêm melhor suas habilidades mentais e físicas após os 75 anos, em comparação com as que não exercitam seu cérebro.

A doença de Alzheimer tem mais probabilidade de atingir as pessoas com menor grau de instrução e pouca atividade cerebral e física. A idéia é que, exercitando intelectualmente o cérebro desde a infância, estimulamos as células do cérebro a explodir com novos ramos, criando milhões de novas conexões, ou sinapses (interligações do cérebro), entre os neurônios. Isso significa que o estímulo mental contínuo, na verdade, gera mais tecido cerebral, proporcionando-nos uma memória melhor, o que nos permite pensar mais rapidamente. Significa também que construímos um excedente maior de células cerebrais, ao qual podemos recorrer caso o cérebro tenha problemas com um derrame, lesão ou uma doença degenerativa cerebral, como Alzheimer.

Não dê aposentadoria para seu cérebro.
Use ou perca.

Conclusão radical

Os tipos de neurotransmissores que os neurônios produzem e liberam, e seu destino final dentro do cérebro, dependem muito do que ingerimos. Obviamente, isso transforma os alimentos em importantes reguladores cerebrais.

Cenoura

Na cenoura, efetivamente, encontra-se uma grande abundância de compostos salinos: magnésio, ferro, cálcio, potássio, fósforo, arsênico, níquel, cobalto, cobre, iodo, manganês e silício. Um mesmo acúmulo de sílica encontra-se no olho, nos órgãos dos sentidos e na pele. Processos salinos são necessários também para a formação de seus ossos.

Fortificando a cabeça, a cenoura envia forças até os órgãos do metabolismo. Ela interrompe o crescimento de parasitas, tais como os vermes intestinais. Use cenouras cruas se estiver com pele seca, cabelos quebradiços e sem brilho, perda do olfato e do paladar.

Beterraba mais cenoura

"Se vocês sentirem alguma vez que têm a cabeça vazia e que não podem pensar bem, seria bom acrescentarem beterrabas e cenouras ao seu regime durante um certo tempo".

Rudolf Steiner

As mulheres também reduzem o risco de derrames ingerindo frutas e vegetais, particularmente cenoura, segundo um estudo realizado em Harvard, que acompanhou 90 mil enfermeiras durante oito anos.

Basta comer pouco menos de uma cenoura por dia, para reduzir em surpreendentes 68% as chances de derrame. A ingestão de beterraba também reduziu drasticamente as chances de derrame. Um elemento comum no combate aos derrames, presentes nos vegetais, poderia ser o antioxidante betacaroteno.

Ela favorece, em particular, a vontade de pensar. Recentemente descoberta sua atuação sobre os tumores cancerosos.

Com um pouco de raiz forte, rabanete ou gengibre completam-se estas duas verdadeiras raízes, que animam o pensamento e a inteligência.

Receitas

Selecionamos algumas receitas deliciosas contendo esses preciosos vegetais.

Pãezinhos de cenoura

Alimento antioxidantes

Ingredientes:

250 gramas de cenoura cozida
250 gramas de coco ralado

1 vidro de leite de coco
1 colher (sopa) de fermento biológico (15 gramas)
½ colher (chá) de sal
½ xícara (chá) de óleo
1 ½ xícaras de açúcar mascavo
900 gramas de farinha integral fina
1 ½ xícara de água

Modo de preparo:

Coloque o fermento em ½ copo de água morna, reserve. Bata o coco com a água no liqüidificador. Acrescente a cenoura e o leite de coco. Despeje em uma vasilha e coloque o óleo, o fermento, o sal e o açúcar. Misture tudo e acrescente a farinha integral, misture bem. Vá colocando a farinha branca aos poucos, conforme necessário, para tornar a massa homogênea. Faça pequenas bolinhas e coloque em assadeira untada. Espere crescer (dobrar de volume) e asse em forno baixo. Retire quando estiverem dourados.
Capacidade antioxidante: 1.656 ORAC.

Pão de cenoura recheado

Mais antioxidantes

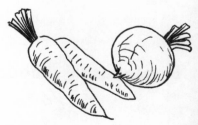

Ingredientes:

Massa:
2 tabletes de fermento biológico (30gramas)
½ xícara (chá) de açúcar mascavo
½ xícara (chá) de leite de soja morno
½ xícara (chá) de óleo de canola

2 ovos

2 cenouras (médias) raladas finas

1 ½ xícara (chá) de amido de milho

2 ½ xícaras (chá) de farinha de trigo integral fina

Recheio:

1 maçã ralada grossa

½ xícara (chá) de uvas passas sem sementes

2 colheres (sopa) de açúcar mascavo

Modo de preparo:

Dissolva o fermento na metade do açúcar. Junte o leite, a margarina, o açúcar restante, os ovos e a cenoura e misture bem. Acrescente o amido de milho e a farinha, aos poucos, amassando bem. Abra sobre a mesa enfarinhada, numa espessura de ½ cm, espalhe o recheio sobre a massa e enrole. Coloque em assadeira (média) untada, cubra com um pano limpo e deixe crescer cerca de 1 hora e meia, em lugar seco. Leve ao forno médio, por 40 minutos.

Capacidade antioxidante: 5.806 ORAC.

Quadradinhos de cenoura

Ative seu cérebro

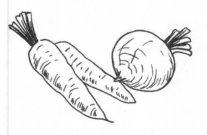

Ingredientes:

3 cenouras médias

3 ovos

1 ½ xícara (chá) de açúcar mascavo ou light

1 xícara (chá) de amido de milho

1 xícara (chá) de farinha de trigo integral fina
2 colheres (sopa) de fermento em pó
½ xícara (chá) de óleo de canola
1 ½ xícara (chá) de ameixas pretas aferventadas e picadas

Modo de preparo:

Bata no liqüidificador os 4 primeiros ingredientes. Acrescente os demais e misture bem. Coloque numa forma retangular (média), untada. Leve ao forno médio por 30 minutos. Deixe esfriar e corte em quadradinhos.
Capacidade antioxidante: 116.435 ORAC.

Cenouras douradas

Da cor do sol

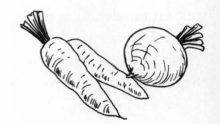

Ingredientes

1 ½ kg de cenoura
¼ xícara (chá) de água
1 colher (sopa) de mel
1 pitada de sal

Modo de preparo:

Rale as cenouras, ou corte em rodelas finas. Coloque em uma panela e cubra com os outros ingredientes, deixando em fogo brando até amolecer. Sirva quente ou frio, com seu molho preferido.
Capacidade antioxidante: 15.625 ORAC.

Bolo de cenoura

Surpreenda seu organismo

Ingredientes

Massa:

2 ovos inteiros

1 ½ xícara (chá) de açúcar demerara

2 xícaras (chá) de cenouras cruas picadas

1 xícara (chá) de óleo de canola

1/2 xícara (chá) de amido de milho

1 ½ xícara (chá) de farinha de trigo integral fina

2 colheres (sopa) de fermento em pó

1 xícara (chá) de ameixas pretas picadas (opcional)

1/3 xícara (chá) de leite de soja

Cobertura:

200 gramas de chocolate meio amargo

2 colheres (sopa) de açúcar light

50 gramas de óleo de canola

1/3 xícara (chá) de leite de soja

Modo de preparo:

Bata no liqüidificador os ovos, o açúcar e as cenouras. Reserve. À parte, misture os ingredientes secos, a ameixa e o amido de milho. Junte o creme de cenoura e misture bem. Leve para assar em forno a 200°C, por aproximadamente 30 a 40 minutos. Para a cobertura leve todos os ingredientes ao fogo baixo, até dissolver. Cubra o bolo ainda quente.

Capacidade antioxidante: 60.430 ORAC (com cobertura).

Mousse de beterraba

Estopim para o cérebro

Ingredientes:

1 caixa de gelatina diet sabor limão
1 xícara (chá) de água fervente
1 xícara (chá) de beterraba cozida, descascada e picada
1 copo de iogurte desnatado
2 colheres de suco de limão
1 dente de alho amassado
½ colher (chá) de sal

Modo de preparo:

Dissolva a gelatina na água fervente. Deixe esfriar um pouco, depois bata com os outros ingredientes no liqüidificador. Despeje em um refratário e leve à geladeira. Deixe de um dia para outro e desenforme na hora de servir.
Capacidade antioxidante: 2.108 ORAC.

Bolo de beterraba

Energia para o corpo todo

Ingredientes:

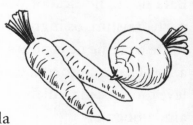

4 claras batidas em neve
4 gemas
4 colheres (sopa) de óleo de canola
1 ½ xícara (chá) de açúcar

2 xícaras (chá) de farinha de trigo integral fina
1 xícara (chá) de amido de milho
1 colher (sopa) de fermento em pó
1 beterraba grande
1 xícara (chá) de água

Modo de preparo:

Descasque a beterraba, corte em pedaços, junte a água e bata no liqüidificador. Bata as gemas, o óleo e o açúcar até obter um creme esbranquiçado. Acrescente a farinha, o amido de milho e o fermento peneirados juntos e misture bem. Bata as claras em neve. Acrescente o suco de beterraba e mexa. Por último, acrescente as claras batidas em neve e mexa lentamente. Despeje numa assadeira untada e polvilhada com farinha. Leve ao forno médio, pré-aquecido, para assar durante 50 minutos. Sugestão: o bolo pode ser coberto com glacê ou chocolate.
Capacidade antioxidante: 1.930 ORAC.

Patê de beterraba

Incentivo à criatividade

Ingredientes:

2 beterrabas cozidas e descascadas
2 colheres (sopa) de suco de limão
1 colher (café) de noz moscada
1 xícara (chá) de cheiro verde picado
1 dente de alho
sal e pimenta do reino a gosto
½ copo de tofu bem amassado com o garfo

Modo de preparo:

Bata todos os ingredientes no liqüidificador, coloque em tigelas pequenas. Cubra com filme de plástico e conserve em geladeira. **Capacidade antioxidante: 1.895 ORAC.**

Carpaccio de beterraba

Reativador da memória

Ingredientes:

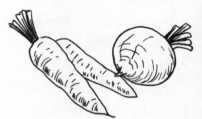

2 pimentões vermelhos grandes
Azeite de oliva extra virgem
400 gramas de tofu
2 beterrabas cozidas
4 fatias de pão de fôrma integral
1 maço pequeno de tomilho
Sal e pimenta do reino a gosto

Modo de preparo:

Lave o pimentão, enxugue e coloque numa assadeira. Junte 1 dedo de água e uma gota de azeite e leve ao forno médio, pré-aquecido, por 20 minutos, virando de vez em quando. Retire do forno, espere amornar e elimine a pele, as sementes e a parte branca interna. Em seguida, corte em tiras finas. Corte o tofu em fatias bem finas. Descasque as beterrabas e corte-as em fatias finas. Distribua numa travessa os legumes e as fatias de tofu, alternando-os. Pique o pão e o tomilho e polvilhe sobre o carpaccio. Tempere com sal, regue com um fio de azeite e leve para gratinar por alguns minutos no

grill do forno, até que a mistura de pão esteja dourada.
Capacidade antioxidante: 4.848 ORAC.

Pudim de beterraba

Agrade seu paladar e seu cérebro

Ingredientes:

1 beterraba média descascada e picada
1 xícara (chá) de xarope de groselha
2 e 1/2 xícaras (chá) de leite de soja
3/4 xícara (chá) de açúcar light
1/2 xícara (chá) de amido de milho

Modo de preparo:
Bata a beterraba com o xarope de groselha no liqüidificador. Passe em peneira fina. Retorne o caldo ao liqüidificador com os demais ingredientes. Bata bem. Coloque em um refratário fundo e leve ao fogo até engrossar. Despeje em forma de pudim molhada. Depois de frio, leve para gelar. Desenforme depois de firmar bem. Sirva regado com groselha.
Capacidade antioxidante: 1.632 ORAC.

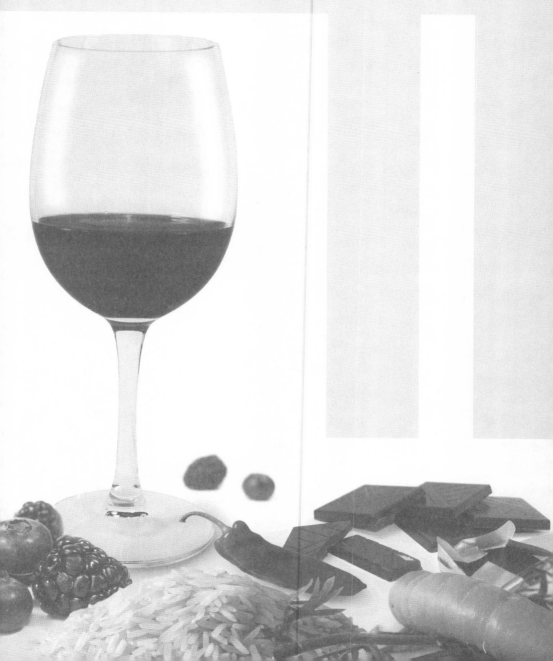

Yacon

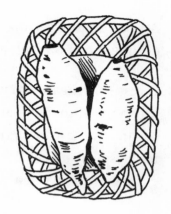

Yacon

Combate o excesso de açúcar no sangue

Ajuda a emagrecer, baixa o colesterol e é mais gostoso que a batata inglesa. Porém, ao contrário da batata, só faz bem.

O yacon, uma raiz com gosto de pêra e aparência de batata-doce, pode ser a próxima arma para combater o excesso de açúcar no sangue.

Quem usa o yacon garante que ele funciona. Agora, os cientistas estão indo atrás da sabedoria popular para comprovar os efeitos benéficos dessa raiz no controle do diabetes, doença que desequilibra os níveis de açúcar no sangue de cerca de 12 milhões de brasileiros.

Apesar da raiz ser mais saborosa, por enquanto, só foi comprovado que o chá das folhas do vegetal controla o diabetes.

Os especialistas ainda não conseguiram descobrir o que faz do yacon um bom alimento para os diabéticos. Suspeita-se que, dentro do organismo, **a inulina (substância ativa do yacon)** se transforme em uma espécie de gel. No intestino delgado, essa substância gelatinosa é capaz de tornar a absorção da glicose muito mais lenta.

Hipertensos, conheçam o yacon

O yacon atua na pressão alta ou em pessoas que incham com facilidade; é levemente diurético, baixando sensivelmente a pressão. Ele é capaz, também, de melhorar o trânsito intestinal, por causa disso pode ser usado contra a prisão de ventre.

Batata

Observou-se que, na Europa, o pensamento regrediu a partir do momento em que se instalou o consumo maciço de batatas, que se espalhou largamente pelo mundo em poucos séculos.

> **A batata provoca no homem processos exatamente opostos aos provocados pela cenoura e beterraba.**

A comunidade dos comedores tem em si, ainda hoje, processos físicos e psíquicos bem particulares, que podem ser transmitidos pela hereditariedade. **De fato, Rudolf Steiner, pai da antroposofia,** estabeleceu um paralelismo entre o consumo de batatas nos últimos séculos e a invasão dos povos europeus pelo materialismo.

A exposição da batata à luz aumenta o conteúdo de solanina (altamente nocivo). As batatas novas, ainda não crescidas e amadurecidas, têm uma taxa mais elevada de solanina. Cozinhe a batata sempre sem casca, pois pelo cozimento, a solanina se fixa no interior da batata. **A exposição à luz nos supermercados, o esverdeamento e a formação de brotos elevam a quantidade de veneno, podendo provocar intoxicações quando ingeridas, e sintomas tais como febre, diarréia, enjôo, vômitos, dores de cabeça e dos membros, chegando até a ocorrer edema agudo do pulmão e morte.**

A alimentação baseada na batata retira a energia; ela impede o organismo de exercer sua ação contra a fermentação. No organismo humano, há uma constante luta contra os processos de putrefação e fermentação.

Quando se ingere muita batata, o cérebro tem que se esforçar continuamente para vencer os processos fermentativos, **assim as partes do mesencéfalo se tornam enfraquecidas, não se podendo formar pensamentos criativos, segundo Rudolf Steiner. Por se tratar de um tubérculo, a ingestão de batatas inunda nosso cérebro com suas forças, não deixando a cabeça livre.**

A batata produz uma fraqueza muscular, podendo até mesmo atingir os órgãos reprodutores. O consumidor de batatas atravessa a vida com o corpo "pendurado" e flácido.

Através do consumo de batata, as crianças tornam-se sonolentas, dispersas e com a memória fraca. Rudolf Steiner apontou para o fato de que a tuberculose se espalhou pela Europa somente depois da expansão do cultivo da batata, que contribuiu para uma diminuição do cultivo e ingestão dos cereais.

Receitas:

A receita abaixo é uma excelente forma de consumir o yacon; além disso, ele é muito saboroso se apreciado cru.

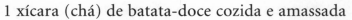

Pão misto de batata-doce e yacon

Ingredientes:

1 xícara (chá) de batata-doce cozida e amassada
1 xícara (chá) de yacon cozido e amassado
3 colheres (sopa) de óleo de canola
2 ½ a 3 xícaras (chá) de farinha de trigo integral
4 colheres (sopa) de melado ou mel
1 tablete de fermento biológico
½ colher (chá) de sal

Modo de preparo:

Dissolva o fermento na água morna, acrescente o sal, o óleo, a batata e o yacon amassados e uma parte da farinha para fazer uma massa esponjosa. Cubra e deixe repousar em lugar aquecido para crescer. Quando a massa ficar leve, acrescente o restante da farinha para fazer uma massa elástica. Cubra e deixe crescer até dobrar o tamanho. Abaixe e ponha em formas untadas deixando crescer novamente. Asse em forno moderado por 40 minutos.
Capacidade antioxidante: 1.173 ORAC.

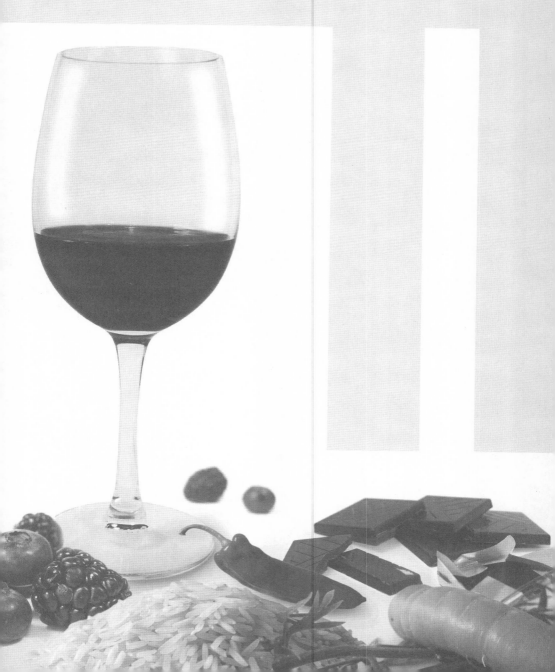

Inhame

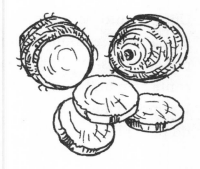

Inhame

O purificador do sangue

Tubérculo nutritivo, originário da Índia, o inhame (Colocasia esculenta) pode ser encontrado em variedades como o inhame-da-China, conhecido como cará, inhame-de-São-Tomé, pouco cultivado, e o inhame-nambu. Suas folhas, assim como a raiz, podem ser consumidas cozidas ou refogadas.

Além das vitaminas A, C e as do complexo B, nessa raiz encontramos também considerável índice de hidratos de carbono, além de pequena quantidade de proteínas e gorduras. Entre os minerais, o cálcio, o ferro, o fósforo e o cobre. Este último atua na formação da melanina, responsável pela pigmentação da pele.

É um dos alimentos medicinais mais fantásticos que se conhece; faz todas as impurezas do sangue saírem através da pele, dos rins e dos intestinos. Os médicos orientais recomendam comer inhame para fortificar os gânglios linfáticos, que são os postos avançados de defesa do sistema imunológico.

Um produto derivado do inhame selvagem mexicano é a última moda entre as mulheres que buscam uma alternativa para a terapia de reposição hormonal clássica, retardando a menopausa. Já conta com milhares de adeptas, e conquista cada vez mais usuárias. É também a última febre nos Estados Unidos, onde já foi aprovado pelo FDA .

Um creme de progesterona, considerado como natural, é, na verdade, resultado de um complicado processo químico que extrai do inhame selvagem (Diascorea villosa) uma substância chamada diogesnina. Sintetizada em laboratório, ela se transforma em progesterona, idêntica à produzida pelo corpo.

O princípio ativo da progesterona, sintetizado através dessa substância, é uma réplica do hormônio produzido pelo corpo humano, responsável pelo funcionamento de um sistema reprodutor saudável nas mulheres.

A tese que sustenta o uso do produto é que, a exemplo do estrogênio, os níveis de progesterona também começam a cair durante a menopausa, favorecendo a osteoporose e outras condições que marcam uma fase nada feliz na vida da maior parte das mulheres.

Será que a resposta do inhame resgata para a medicina tradicional mais uma solução encontrada em princípios naturais? Apesar disso, a novidade do inhame não é tão bombástica. A base de desenvolvimento da pílula anticoncepcional foi feita a partir da progesterona extraída do inhame.

Outros benefícios do inhame

O inhame limpa o sangue:
É um dos alimentos medicinais mais fantásticos que se conhece: **faz todas as impurezas do sangue saírem através da pele, dos rins e dos intestinos.** No começo do século já se usava elixir de inhame para curar a Sífilis.

Fortalece o sistema imunológico:
Os médicos orientais recomendam comer inhame para fortificar os gânglios linfáticos, que são os postos avançados de defesa do sistema imunológico. Por coincidência, a forma do inhame é muito semelhante à dos gânglios.

Evita malária, dengue, febre amarela:
A presença de inhame no sangue permite uma reação instantânea à invasão do mosquito, neutralizando o agente causador da doença antes que ele se espalhe pelo corpo.

É mais nutritivo que a batata:
Inhame brota com fartura em qualquer lugar. Em vez de apodrecer, como a batata, ele brota e produz mais inhames. Nas mulheres, aumenta a fertilidade.

O inhame é pequeno e cabeludo

É marronzinho por fora, com a pele variando de roxo a branco. Existem ainda o inhame do norte e o cará, maiores e mais lisos, que são muito bons para comer, mas não têm o mesmo poder curativo do inhaminho (também chamado de inhame chinês).

Emplastro de inhame

Descasque e rale, na parte mais fina do ralador, uma quantidade de inhame suficiente para cobrir a área afetada. Rale também um pouco de gengibre com casca (10% do volume do inhame). Misture tudo com farinha para dar liga ao elixir de inhame. A pasta deve ficar bem molhada, para não perder o efeito. Aplique sobre a região, cubra com gaze ou um tecido fino, nunca com plástico. Espere secar e retire, ajudando com água morna, se necessário. Repita duas ou três vezes na semana, ou sempre que necessário.

Receitas:

Uma maneira muito gostosa de comer o inhame é cozinhá-lo, cortá-lo em fatias e comer quente com mel. Além disso, seguem outras receitas deliciosas.

Vitamina com inhame

Para acne, psoríase, dermatites e rejuvenescimento.

Ingredientes para duas porções:

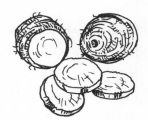

    1 inhame
    1 cenoura
    2 ramos de hortelã
    1 copo (300ml) de suco da sua preferência - uva, maçã, tangerina

Modo de preparo:

Bata no liqüidificador o inhame, a cenoura, os ramos de hortelã e o suco, todos crus.

Inhoque de inhame

Perfeito para fortalecer o organismo

Ingredientes:

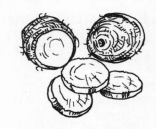

1 kg de inhame cozido
1 xícara (chá) de farinha integral
1 pitada de sal

Modo de preparo:

Cozinhe os inhames, descasque, amasse com a farinha e o sal até a massa ficar com a consistência para enrolar (a massa deve ficar leve). Enrole em cordões, corte, ponha para cozinhar, de pouco em pouco, numa panela com água fervendo. Quando os inhoques subirem é que estarão cozidos.

Pastinha de inhame

Nutritiva e saborosa

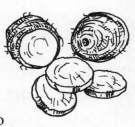

Ingredientes:

500 gramas de inhame cozido e amassado
Azeite de oliva extra-virgem
½ xícara (chá) de salsinha bem picada
1 colher (sopa) de manjericão bem picado
1 beterraba cozida
2 dentes de alho
Sal

Modo de preparo:

Coloque a beterraba, o inhame, o alho no liqüidificador e bata com um pouquinho de água. Acrescente um fio de azeite, retire do liqüidificador e tempere com as ervas e o sal. Misture bem e sirva com torradas integrais.

Maionese de inhame

Progesterona natural

Ingredientes:

50 gramas de inhame cozido e amassado
Azeite de oliva extra virgem até dar ponto
Suco de 1 limão
Sal
½ xícara (chá) de água

Modo de preparo:

Coloque o inhame, a água e o sal no liqüidificador e vá batendo e acrescentando o azeite em fio até ficar na consistência de maionese. Se quiser, tempere com ervas a gosto.

Torta de inhame com abacaxi

Cuide dos hormônios com sabor

Ingredientes:

1kg de inhame cozido e amassado
500 gramas de compota de abacaxi escorrida (reserve a calda)
3 colheres (sopa) de açúcar mascavo

Modo de preparo:

Misture o inhame cozido e amassado ao açúcar mascavo, acrescente um pouco da calda do abacaxi, até dar liga. Forre uma forma de torta (aro removível) untada com a massa de inhame. Espalhe por cima a compota de abacaxi escorrida. Leve ao forno quente durante meia hora. Se preferir, substitua por outra compota.

Soja

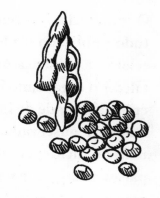

Soja

Alimento de hoje e do futuro

Matéria-prima para uma série de derivados altamente nutritivos, essa leguminosa já entrou para os hábitos alimentares do mundo todo e promete ser essencial para o futuro da espécie humana.

A soja é o mais antigo vegetal utilizado pelo homem. De origem asiática, já era cultivada na China há 5 mil anos e teve seus primeiros grãos introduzidos na América em 1765, estendendo suas zonas de cultura às mais variadas regiões.

Basicamente aproveitada em óleo comestível e na confecção de rações para a alimentação animal, a soja também é utilizada para produzir uma série de saudáveis alimentos tradicionais destinados ao homem, como o leite e o queijo (tofu), derivados que, cada vez mais, ocupam lugar de destaque às mesas e são responsáveis pelo equilíbrio da alimentação cotidiana.

O tofu, inclusive, vem ganhando popularidade depois que um estudo publicado no Journal of the American Dietetic Association relatou a presença de altos níveis de substâncias que podem fortalecer o organismo humano contra o câncer - os fitoestrogênios -, cuja habilidade de inibir os cânceres de mama e próstata foi devidamente observada. Os epidemiologistas basearam-se na baixa taxa de incidência de determinados tipos de câncer em alguns países asiáticos, para sugerir que o alto consumo de soja, nessas regiões, pode exercer algum tipo de efeito biológico.

E outro exemplo marcante: o desenvolvimento da nutrição introduziu a farinha de soja em hospitais e enriqueceu diversos produtos alimentícios para crianças. Em termos comparativos, 140 gramas de farinha de soja são suficientes para cobrir as necessidades protéicas de um adulto, o que equivale a 280 gramas de peixe ou de queijo, mais de 400 gramas de carne, 10 ovos, mais de 850 gramas de arroz.

Fortaleza em grãos

Só para se ter uma idéia da importância da soja na alimentação do ser humano, basta observar a sua composição: proteínas, fibras alimentares e lipídios e minerais em quantidade duas vezes maior que da maioria dos cereais.

Proteína & soja

Quer animais, quer vegetais, todas as proteínas são conjuntos de aminoácidos. Sua composição, em aminoácidos, caracteriza uma proteína e lhe confere seu valor nutritivo.

Distribuídas entre as categorias animal e vegetal, há proteínas boas e más. A alimentação traz proteínas de origem animal (carnes, peixes, crustáceos, ovos, leite, queijos) e de origem vegetal (soja e outras oleaginosas, pão, massas, arroz, legumes secos).

Se é possível afirmar que não se pode passar sem proteínas, sabe-se, hoje em dia, que é possível dispensar totalmente as proteínas animais.

Obesidade, alergias e glicemia

No que tange ao diabetes, sabe-se que o consumo de fibras tende a frear, e mesmo a diminuir a absorção de açúcares simples e complexos, daí resultando melhor regulagem do metabolismo de glicídios. Os lipídios da soja também contribuem com vitamina E. Apesar de seu fraco teor em amido, a presença de fibras nos derivados da soja possibilita uma resposta glicêmica mais fraca, sendo assim, particularmente importante para os diabéticos e obesos.

Vê-se, portanto, que a soja é um quase inesgotável manancial de nutrientes capaz de assegurar duas das grandes metas do homem para futuro próximo: garantir a subsistência, eliminando a fome, e manter a saúde orgânica.

Receitas:

Selecionamos algumas receitas que são uma excelente forma de consumir a soja.

Leite condensado de soja

Doce e saudável

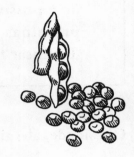

Ingredientes:

> 1 xícara (chá) de extrato de soja
> ½ xícara (chá) de água ou leite de soja
> 1 colher (sopa) de manteiga
> 2 colheres (sopa) de açúcar mascavo
> 1 colher (café) de essência de baunilha

Modo de preparo:

Junte todos os ingredientes no liqüidificador, misture bem. Guarde o leite em potes bem fechados, na geladeira. Use-o em qualquer receita, como substituto do leite condensado industrializado. Dica: use no café, como recheio de tortas, nas vitaminas, como cobertura de bolo, nas sobremesas em geral.

Ambrosia de leite de soja

Afagando o organismo

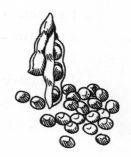

Ingredientes:

1 xícara (chá) de leite de soja
1 xícara (chá) de açúcar mascavo
1 colher (sopa) de manteiga
6 gemas
1 canela em pau
5 cravos

Modo de preparo:

Em um refratário grande, junte as gemas, a manteiga, o leite, o açúcar, a canela e os cravos. Misture com uma colher de pau e leve ao microondas de 8 a 10 minutos na potência alta. Ao término da operação, tampe e aguarde o tempo de repouso de 5 e 10 minutos para completar o cozimento. Após, se desejar um doce mais sequinho, programe gradativamente o tempo de cozimento até conseguir a consistência desejada. Sirva gelado.

Salada de soja

Progesterona pura

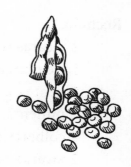

Ingredientes:

2 xícaras (chá) de soja sem casca cozida
1 pimentão vermelho médio picado

1 pimentão verde médio picado
1 inhame médio cozido e picado em pedaços pequenos
1 lata de atum
1 pimentão vermelho, sem sementes
2 dentes de alho amassados
Cheiro-verde, pimenta, azeite e suco de limão a gosto

Modo de preparo:

Misturar todos ingredientes e levar à geladeira. Servir bem fria.

Empadão de tofu e brócolis

Nutrientes para um corpo saudável

Ingredientes:

Massa:

3 xícaras (chá) de farinha de trigo integral fina
1 xícara (chá) de maionese de soja (ver receita)
1 colher (sopa) de fermento em pó

Recheio:

2 xícaras (chá) de proteína de soja granulada (já hidratada)
Sal e pimenta caiena a gosto
1 dente de alho amassado
1 pimentão vermelho bem picado
4 colheres (sopa) de óleo de canola
2 xícaras (chá) de brócolis cozidos e escorridos
200 gramas de tofu picado
1 gema

Modo de preparo:

Recheio: Refogue em óleo quente a proteína granulada, os temperos, o tofu e os brócolis. Deixe esfriar.

Massa:

Misture a maionese com a farinha e o fermento, até formar uma
massa homogênea. Estenda a massa de modo a forrar o fundo e os
lados de uma forma redonda média, de fundo removível. Reserve
um pouco da massa para a cobertura. Recheie o empadão, cubra
com o restante da massa, pincele com gema e asse por 20 minutos,
em temperatura média, em forno pré-aquecido. Sirva quente.

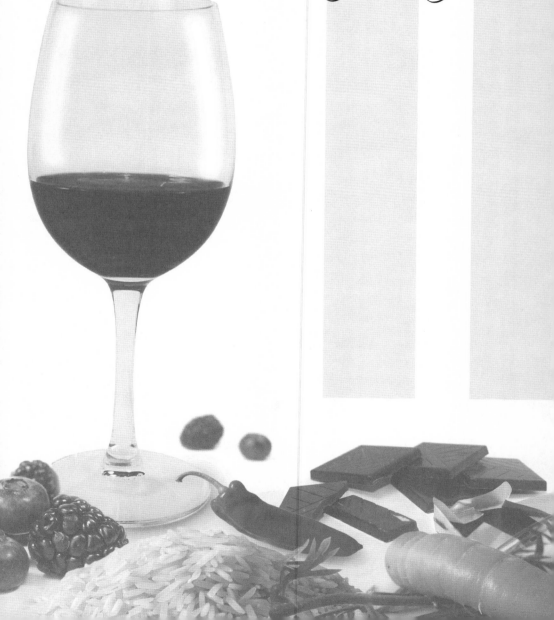

Coma menos e viva mais

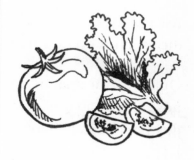

Coma menos e viva mais

Uma confirmação em seres humanos

> Quanto menos se come, mais aumenta-se o tempo de vida. Em suma, a restrição calórica retarda o processo de envelhecimento em todo organismo.

O cérebro alimentado com quantidades excessivamente generosas de calorias envelhece e sofre danos mais rápido. Diminuindo 30% a 40% da comida dos animais, estes viveram em média 50% a mais que o normal.

Para metabolizar as calorias, precisamos queimar oxigênio, gerando radicais livres; portanto, o oxigênio é o meio de vida e de morte. Não vivemos sem oxigênio, mas é pelo oxigênio que morremos.

Assim, quanto mais calorias consumimos, maior o número de radicais livres criados para danificar as células.

Quando examinados após a morte, os animais que queimam menos calorias ao longo da vida sofrem muito menos danos provocados por radicais livres, o vilão do envelhecimento. Cada vez que respiramos, queimamos oxigênio e desencadeamos 5% de radicais livres; ao ingerirmos muitas calorias, precisamos de mais oxigênio, e assim por diante.

Uma confirmação em seres humanos: os habitantes de Okinawa, no Japão, que durante anos seguiram uma dieta com 17 a 40% menos calorias do que outros japoneses, tiveram de 30 a 40% menos doenças crônicas, inclusive doenças neurodegenerativas, como Alzheimer.

Restrição calórica fortalece o cérebro

A restrição calórica pode ajudar a imunizar as células do cérebro contra danos e doenças de maneira diferente. Comer demais enfraquece as células do cérebro, expondo-as a danos, enquanto a restrição calórica fortalece as células do cérebro, tornando-as mais vigorosas e aumentando sua resistência aos danos, como as doenças de Alzheimer, Parkinson e Huntington.

Há cerca de dez anos, Richard Mayeux, da Columbia University, começou a acompanhar 1.500 pessoas saudáveis, a fim de determinar o impacto da dieta no desenvolvimento de doenças degenerativas do cérebro. Ele descobriu que a ingestão calórica, de fato, faz uma enorme diferença. Além disso, os cérebros mais protegidos pertenciam ao grupo dos que ingeriram menos calorias, e que também fora alimentado com uma dieta com baixo teor de gordura saturada, de açúcar refinado, e alto teor de proteína e de carboidrato. A restrição de calorias também reduziu o risco de Parkinson e Alzheimer.

A "fome branda" imposta pela dieta de restrição calórica forçou as células do cérebro a se fortalecerem. É como ocorre nos músculos: quanto mais os utilizamos, mais fortes eles ficam, e mais resistentes a lesões. Isso se aplica também aos neurônios.

Conclusão

Quanto mais calorias queimarmos, mais fracas se tornarão as células do cérebro e mais rápido será o envelhecimento cerebral.

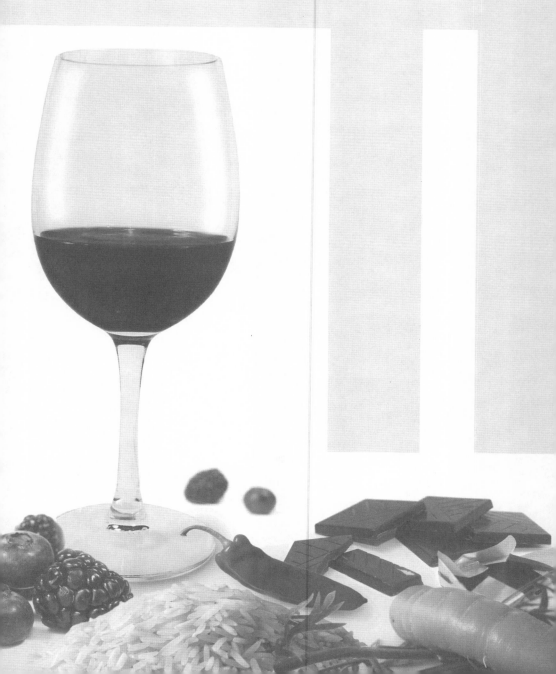

Tabelas

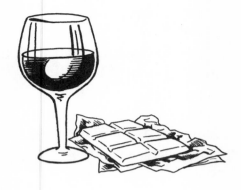

Tabelas

Guia alimentar e valores nutricionais

Tabela 1
Valor nutricional em 100 ml de suco de uva

Calorias	61 Kcal	Alanina	86,00 mg
Carboidratos	14,96 g	Ácido glutâmico	110,00 mg
Proteínas	0,56 g	Fósforo	14,60 mg
Lipídios	0,08 g	Potássio	170,00 mg
Vitamina A	8,00 UI	Cálcio	7,30 mg
Tiamina	0,03 mg	Magnésio	7,10 mg
Riboflavina	0,04 mg	Cobre	0,053 mg
Niacina	0,26 mg	Zinco	0,14 mg
Ácido pantotênico	0,04 mg	Ferro	1,30 mg
Vitamina B6	0,07 mg	Manganês	0,33 mg
Vitamina B9	2,60 mcg	Sódio	0,53 mg
Vitamina C	0,10 mg	Enxofre	3,50 mg
Arginina	47,00 mg	Boro	1,40 mg
		Cromo	< 0,013 mcg

Tabela 2
Sugestão de suplementos para controle da homocisteína

Conforme a tabela abaixo, podemos observar as sugestões de suplementos para que possamos controlar a homocisteína presente no nosso organismo.

Risco de doença	Características	Homocisteína no plasma	Suplementos (micromoles/litro)
Baixo	Normal	4 – 8	nenhum
Ligeiro	Dieta pobre, mais de 60 anos	8 – 12	3 mg de B6/ 100 mg de B12/ 400 mcg de vitamina B9
Moderado	Dieta pobre em vitamina B, vida sedentária, obesidade, tabagismo, mais de 60 anos	10 – 14	10 mg de B6/ 100 mg de B12/ 1000 mcg de vitamina B9
Alto	Histórico familiar, obesidade, tabagismo, hipertensão, LDL alta, HDL baixa	12 – 20	50 mg de B6/ 500 mg de B12/ 2000 mcg de vitamina B9
Muito alto	Angina, ataques isquêmicos, insuficiência renal, diabetes	16 – 30	100 mg de B6/ 1000 mg de B12/ 5000 mcg de vitamina B9

Tabela 3
Melhores antioxidantes - Frutas e vegetais

Segundo testes realizados na *Tufts University*, esta é a capacidade antioxidante (ORAC) de 53 frutas e vegetais - sua capacidade de combater os radicais livres que atacam as células cerebrais.

Fruta ou vegetal	Capacidade	Item ou porção antioxidante em 100g	Capacidade antioxidante
Abacate	782	1/2	149
Abóbora	150	½ xícara cozida	183
Abobrinha	176	½ xícara cozida	115
Alface	116	5 folhas grandes	116
Alho	1.939	1 dente	58
Ameixa	949	1 ameixa	626
Ameixa seca	5.770	1 ameixa	462
Amora	2.036	1/2 xícara	1.466
Banana	221	1 banana	252
Batata-doce	301	½ xícara cozida	301
Berinjela	386	½ xícara cozida	185
Beterraba	841	½ xícara	715
Blueberry	1.750	1/2 xícara	831
Brócolis	1/2	½ xícara cozido	817
Brotos de alfafa	931	1 xícara	307
Cebola	449	½ xícara	360
Cenoura	207	½ xícara crua ½ xícara cozida	115 160
Cereja	670	10 cerejas	455
Couve	1.770	1/2 xícara cozida	1150

segue

continuação da tabela 3

100 gramas	Capacidade	Item ou porção antioxidante	Capacidade antioxidante
Couve-flor	377	½ xícara cozida ½ xícara crua	234 188
Damasco	164	3 crus	175
Ervilha	364	½ xícara cozida	2.291
Espinafre, cozido no vapor	909	1/2 xícara	1.089
Espinafre cru	1.210	1 xícara	678
Feijão cozido	503	1/2 xícara	640
Feijão-de- corda	201	½ xícara cozida	125
Feijão-mulatinho	460	½ xícara cozido	400
Folha de alface	262	10 folhas	200
Framboesa	1.227	1/2 xícara	755
Kiwi	602	1 fruta	458
Laranja	750	1 laranja	982
Maçã	218	1 maçã média	300
Melão	252	1/2 melão	670
Milho	402	½ xícara cozida	330
Morango	1.536	1/2 xícara	1.144
Pêssego	158	1 médio	137
Pimentão vermelho	731	1 pimentão médio	540
Repolho	298	½ xícara cru	105
Tofu	213	1/2 xícara	195
Uva-passa	2.830	1/4 xícara	1.019
Uva verde	446	10 uvas	107
Uva rosada	739	10 uvas	177

As unidades usadas foram ORAC.

Tabela 4
Quantidade de vitaminas presentes nos alimentos

Alimento	Quant.	B6 (microgramas)	B9 (miligramas)	B12 (miligramas)
Abacate	1/2	0,15	18	0
Abóbora- melão	1/3	0,15	14	0
Abobrinha	1 grande	0,08	11	0
Aipo	1 xícara	0,06	7	0
Alface	4 folhas	0,04	24	0
Ameixa	1 média	0,04	2	0
Amêndoas	20	0,03	14	0
Arroz branco	1 xícara	0,26	9	0
Arroz Integral	1 xícara	0,83	36	0
Aspargos enlatados	8	0,036	10	0
Aspargos frescos	8	0,09	38	0
Atum em lata	85 g	0,51	7	10
Atum, filé fresco	85 g	1,08	7	16
Aveia	1 xícara	0,06	22	0
Banana média	1 média	0,51	20	0
Batata-doce	1 média	0,22	19	0
Brócolis	1 talo grande	0,27	76	0
Carne vermelha magra	85g	0,52	8	1,7
Cebola	2 médias	0,08	10	0
Cenoura	1 grande	0,15	18	0
Cerejas	10 grandes	0,33	3	0
Couve	4 folhas grandes	0,33	49	0
Couve-de-Bruxelas	10	0,32	17	0
Couve-flor	1 xícara	0,32	76	0
Ervilha	1 xícara	0,13	18	0
Espinafre	4 folhas grandes	0,28	33	0
Farinha de trigo integral	30g	0,10	11	0
Favas verdes	1 xícara	0,08	24	0
Feijão branco	85g	0,56	40	0
Fermento de padaria	1 bolo	0,20	130	0

continuação da tabela 4

Alimento	Quant.	B6 (microgramas)	B9 (miligramas)	B12 (miligramas)
Fígado	85 g	1,00	174	9,6
Frango, carne branca	85 g	0,82	18	0,5
Frango, carne escura	85 g	0,39	14	0,5
Grapefruit	½	0,07	12	0
Laranja	1 média	0,07	29	0
Leite de vaca	1 xícara	0,07	4	0,7
Lentilha	1 xícara	0,60	23	0
Limão	1	0,01	1	0
Maçã	1 média	0,02	5	0
Melaço	1 colher de sopa	0,06	3	0
Milho	1 espiga média	0,16	19	0
Morango	6 médios	0,04	4	0
Ostra	6 cruas	0,05	48	18
Ovos frescos	1 grande	0,06	11	1,5
Ovos, claras	3 ovos médios	0,01	1	1,5
Ovos, gemas	2 ovos médios	0,16	12	3
Pão de farinha de trigo integral	2 fatias	0,11	32	0
Pepino	1 médio	0,03	3	0
Pêssego	1 médio	0,02	2	0
Pimenta verde	1 grande	0,16	2	0
Queijo camembert	85 g	0,09	10	0,5
Queijo cheddar	85 g	0,05	11	0,6
Repolho	1 xícara	0,22	42	0
Salmão, filé fresco	85 g	0,84	20	19
Tomate	2 médios	0,10	6	0

Idade	B6 (microgramas)	B9 (miligramas)	B 12 (miligramas)
Porção diária estimada, adultos	1,1 – 1,3	220 – 250	9
Porção diária estimada, idosos	1,3 – 1,6	174 – 220	4,5
Porção diária ideal	3 – 3,5	350 – 400	5 - 15

Tabela 5
Cuidado com altas doses

Altas doses de vitaminas e minerais podem se tornar tóxicas para o corpo e para o cérebro. Eis um guia sobre as quantidades seguras:

Nutriente		Dose diária segura*	Doses altas que causam danos
Vitamina A (retinol)		10.000 UI	21.600 UI (danos hepáticos)
Betacaroteno		25 mg	Desconhecida
Vitamina D		800 UI	2.000 UI
Vitamina E		1.200 UI	Desconhecida
Vitamina C		Acima de 1.000 UI	Desconhecida
Tiamina (B1)		50 mg	Desconhecida
Riboflavina (B2)		200 mg	Desconhecida
Niacina	Ácido nicotínico	500 mg	1.000 mg (500 mg de ação lenta)
	Nicotinamida	1.500 mg	3.000 mg
Piridoxina (B6)		200 mg	500 mg
Vitamina B9		1.000 microgramas	Desconhecida
Vitamina B12		3.000 microgramas	Desconhecida
Cálcio		1.500 mg	acima de 2.500 mg
Magnésio		700 mg	Desconhecida
Cromo		1.000 mg	Desconhecida
Ferro		65 mg	100 mg
Selênio		200 mg	910 mcg
Zinco		30 mg	60 mg

*Não foram observados efeitos adversos nesse nível.

Tabela 6
Guia alimentar

Alimento	Propriedades
Abacaxi	Levemente diurético e laxativo. Fluidifica secreções respiratórias, pigarros, mucos, catarros.
Abóbora	Levemente diurética, laxativa, mobilizante, desintoxicante.
Abobrinha	Levemente laxativa quando comida com a casca. Levemente diurética.
Acelga	Rica em ferro e regularizadora do ritmo intestinal.
Agrião	Diminui a sensação de sede e de boca seca.
Alcachofra	Mineralizante e diurético.
Alface	Refrescante e calmante.
Algas marinhas	Ricas em minerais e aminoácidos, ativam as funções endócrinas.
Alho	Clareia a voz, excelente "antibiótico natural".
Alho-poró	Mineralizante, diurético, laxativo, vermífugo.
Ameixa	A fresca é diurética, fluidificante de secreções e refrescante. Tanto a fresca como a seca são laxativas.
Amêndoa	Tonifica o sangue.
Amendoim	Tonifica os rins.
Arroz integral	Alimento universalmente harmonizante.
Aspargo	Levemente diurético e laxativo.
Aveia	Tonifica e refresca.
Banana	Tonifica e dá energia ao sangue. Lubrifica intestinos e neutraliza toxinas. Acalma a sede.
Batata-doce	Levemente laxativa, harmonizante.
Broto de alfafa	Diurético, refrescante, calmante, hipotensor.
Broto de feijão	Levemente diurético, mobilizante das estagnações de líquido e gases nos intestinos. É levemente calmante.

segue

continuação da tabela 6

Alimento	Propriedades
Cana-de-açúcar	Diminui a sensação de calor e ajuda a reduzir a secura de mucosas. Excelente fonte de energia.
Canela	A canela mobiliza líquidos e secreções.
Caqui	Diminui a sensação de calor, acalma a sede e a tosse.
Castanhas	Alimento tonificante do sangue.
Cebola	Fluidifica a secreção respiratória.
Cenoura	Harmonizante que ajuda a eliminar estagnações alimentares no tubo digestivo, displasias mamárias e tensões pré-menstruais.
Cereja	Levemente laxativa e diurética.
Champignon	Refrescante e mineralizante.
Chicória	Refrescante e calmante. Acalma a sensação de sede e calor.
Chuchu	Umectante.
Couve	Favorece o trânsito intestinal; amaciante do bolo fecal.
Couve-flor	Levemente diurética. Diminui a sensação de sede.
Damasco	Diminui a sensação de sede, é umectante das mucosas.
Ervilha verde	Alimento regulador, harmonizante.
Feijão cozido	Bastante nutritivo, indicado para anemias e fraqueza física.
Figo	Favorece a lactação.
Frango	De fácil digestão e gerador de menos toxinas do que a carne bovina e o camarão.
Gengibre	Mobiliza estagnações no sangue.
Gergelim	Tonifica, melhora a disposição e a força física.
Germe de trigo	Remove estagnações de sangue que ocorrem nos hematomas. Antioxidante, ajuda a prevenir o envelhecimento.
Hortelã	Dissipa o calor, a agitação, estagnações de líquidos e edemas.
Inhame	Regulador, harmonizante para crianças, adultos e idosos. Favorece a produção de leite materno. Alimento energético e desintoxicante.

segue

continuação da tabela 6

Alimento	Propriedades
Limão	Tem propriedade antiinfecciosa.
Maçã	Fruta harmônica que, na verdade, apresenta cinco sabores. O salgado e o picante também estão presentes em algumas maçãs. É antitóxica e combate os efeitos nocivos do álcool. É calmante.
Macarrão	Energizante, pode fazer parte da dieta de emagrecimento, desde que combinado com as hortaliças, sem queijo ou carnes.
Mamão	Digestivo, laxativo, diurético.
Manga	A manga "pesa" e diminui a sensação de fome. Um suco de manga elimina a sensação de fome. Dissipa a sede, ajuda a umedecer as mucosas.
Mariscos	Ricos em cálcio.
Mel	Tem poder adoçante maior que o do açúcar e um efeito tranqüilizante.
Melancia	Bastante refrescante. Acalma a sede.
Melão	Diurético, refrescante, calmante.
Milho verde	Alimento energético, tonificante.
Morango	Levemente diurético.
Nabo	Diurético.
Nozes	Tonificante da energia física e do sangue.
Ostras	Devem fazer parte da dietoterapia daqueles que apresentam quadro de vertigens, labirintites.
Ovo	Tônico do sangue.
Pão integral	Harmonizante.
Pêra	Refrescante, tranqüilizante e umectante. Diminui a secura da pele e mucosas.
Pêssego	Levemente diurético, mobilizante de líquidos. O chá das folhas de pêssego é levemente diurético, laxativo, antiestagnante, antinflamatório.
Pimenta	Mobiliza as estagnações do sangue, aumentando a sensação de calor, promovendo rubor e transpiração.
Pimentão	Aquece o corpo, mobiliza a circulação de líquidos, induz a sudorese, promove vasodilatação

segue

continuação da tabela 6

Alimento	Propriedades
Repolho	Levemente diurético e laxativo.
Tangerina	Levemente diurética e laxativa, quando comida com o bagaço.
Tofu	Diminui a sensação de calor.
Trigo integral	Alimento harmonizante, revitalizante, tonificante da força física do sangue.
Uva	Nutritiva, tonificante da força física do sangue.

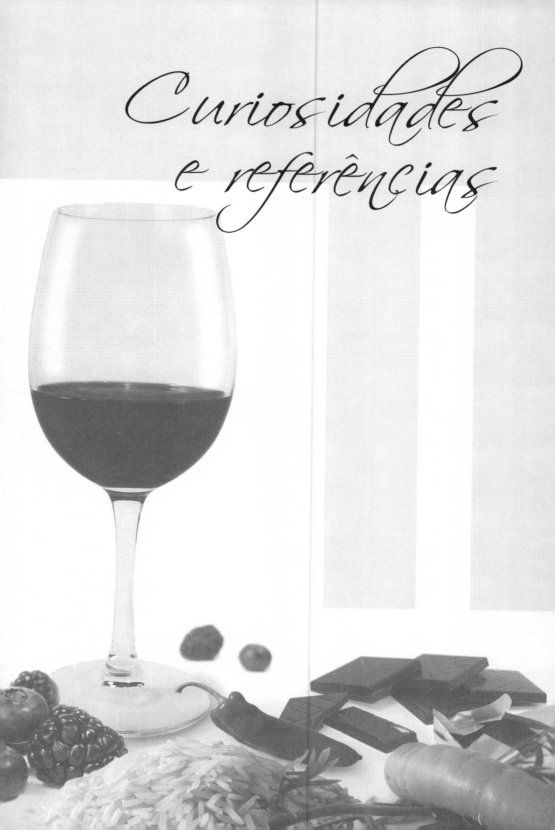

Curiosidades e referências

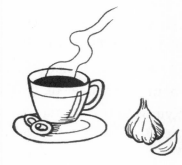

Curiosidades e referências

Dicas alimentares

Alho: preventivo contra o câncer de mama!

A Penn State University informa: 20 gramas de alho/dia - cerca de seis dentes médios - reduzem a incidência de câncer de mama. Isso se deve à salilcisteína, componente que mata as células cancerosas. Como comer tanto alho é impossível, a prevenção passa pelas pílulas de alho concentrado.

Soja: ajuda para enfrentar a menopausa

A leguminosa pode se tornar uma aliada das mulheres na menopausa e até ser uma alternativa à reposição hormonal. É o que indicou um estudo feito pela Universidade Estadual de Campinas e pela Universidade Federal de São Paulo, com 80 mulheres que estavam nessa fase. Por quatro meses, elas tomaram cápsulas com 100 miligramas de isoflavonas, substâncias presentes na soja. "Após esse período, elas se sentiram melhor", conta o engenheiro de alimentos da Unicamp Dong Koo Vim, coreano radicado no Brasil. "As isoflavonas não causam efeitos colaterais, como o desenvolvimento de câncer de mama", diz o ginecologista, também coreano, Kyung Koo Han, da Unifesp.

Vinho: vence a gordura

Uma dica para quem não consegue resistir a uma comida gordurosa ou a uma mousse de chocolate: acompanhe-as com uma taça de vinho. Segundo uma pesquisa feita pela Baylor College of Medicine, de Houston, beber álcool moderadamente junto a uma refeição rica em gordura ajuda o organismo a dar a partida na fabricação de HDL, o bom colesterol, ao mesmo tempo em que não interfere nos níveis do mau colesterol.

Bactérias do iogurte: evitam câncer

O consumo de alimentos ricos em bifidobactérias e lactobacilos é uma maneira natural e saudável de evitar o mau hálito, os distúrbios intestinais e o câncer. Pesquisas da Universidade da Califórnia revelam que uma ou duas xícaras de iogurte por dia favorecem o funcionamento do sistema imunológico, estimulando a produção de interferon gama, substância capaz de retardar o crescimento de tumores, e diminuir o risco de infecções respiratórias e câncer de intestino. Em outro estudo, o imunologista e professor da Universidade da Califórnia, Georges Halpern, descobriu que as pessoas que consumiam uma xícara de iogurte por dia, durante um ano, tinham 25% menos resfriados do que os que não usavam este alimento. O médico e bioquímico Sheldon Hendler, conselheiro nutricional do Comitê Olímpico norte-americano e professor da

Columbia University, explica que o leite fermentado com a bactéria Lactobacillus Acidophilus ou outras bactérias reduz o colesterol, limpa a pele e aumenta a longevidade, e ainda são úteis para a manutenção do equilíbrio ecológico vaginal e intestinal. Além de tudo, o iogurte é um produto bem tolerado por pessoas com deficiência de enzima lactase.

Café: faz bem ou mal?

Ninguém pode negar: o cafezinho é uma instituição... e com exageros. Quem dispensa uma xícara após o almoço, durante um bom papo, ou em doses sucessivas para aliviar o estresse do trabalho no escritório?

Entretanto, há que se ter cautela e sensatez. Afinal, a literatura médica está repleta de problemas associados ao café... bem, não propriamente a ele, mas à cafeína, um dos mais de 600 componentes do produto, estimulante do sistema nervoso.

Em doses razoáveis, ela pode ser benéfica. A prova é que a cafeína entra na composição de remédios contra a dor, potencializando seu efeito analgésico, pois possui ação vasoconstritora a nível cerebral.

Com a reabilitação da cafeína, você e seu cafezinho podem respirar aliviados. Afinal, ele pode ser seu aliado, não inimigo. Como tudo na vida, a moderação deve ser o modelo para os adeptos da "xicrinha" ou do copinho plástico descartável.

Ninguém precisa se privar do precioso líquido, principalmente agora que as novas descobertas no campo da saúde atribuem ao café propriedades antagônicas (e por que não dizer, deliciosas?) às que comumente se veiculava. Como diz o prof. Sílvio Garattini, do Instituto Mario Negri, em Milão: "Os dados de que dispomos a respeito do café são tranquilizadores, sobretudo no que diz respeito a seu uso moderado. A maior parte das acusações formuladas contra o café não foi confirmada pelos estudos efetuados".

> **Evite, sim, o café com leite, a química**
> **venenosa para o fígado.**

Que o desejo de se sentir bem inspire você a aceitar mudanças no seu estilo de vida, ficando assim, chique e saudável.

DICAS ALIMENTARES

Quanto mais mastigar, melhor

Devemos mastigar bastante, pois é na boca, sob o efeito da saliva e dos dentes, que começa a digestão dos alimentos. Para os orientais, comer com calma e tranqüilidade é uma receita de bem-estar, um momento de meditação. Os macrobióticos acreditam que se deve mastigar pelo menos 30 vezes cada garfada.

Uma soneca depois do almoço faz bem

A sesta melhora a digestão, pois deixa o organismo livre para se concentrar no metabolismo dos alimentos. Estudos apontam que 40 minutos de sono após uma refeição aumentam em 34% a energia produtiva. Não se deve dormir mais de uma hora.

Atenção: Pessoas que sofrem de apnéia do sono, insônia ou de problemas estomacais não devem cochilar após o almoço.

Não tome líquido junto com as refeições

Muito líquido junto com a comida pode provocar dilatação do estômago e diluição dos sucos gástricos, prejudicando a digestão. Nutricionistas recomendam não consumir líquidos uma hora antes e uma depois de cada refeição, pois os próprios alimentos já contêm água. Se você, por hábito, tiver dificuldade em não tomar nada junto com as refeições, dê preferência a sucos naturais e evite as bebidas gaseificadas, como refrigerantes, cervejas e água com gás.

Evite a carne vermelha

A carne, mesmo grelhada, produz câncer. Quem prova isso é o

famoso cancerologista italiano, da Organização Mundial da Saúde, professor Carlo Sirtori, diretor da Divisão de Anatomia Patológica do Instituto Nacional de Tumores, de Milão. Ele anunciou, em estudos concluídos em 1966, que as proteínas da carne grelhada decompõem-se e suas substâncias graxas transformam-se em hidrocarburetos, que, por sua vez, provocam câncer.

De 1 kg de carne assada na grelha, ele comenta, obtém-se 6g de benzopireno, quantidade que corresponde ao consumo de 600 cigarros.

Rapidinhas

- Tome uma taça de vinho tinto por dia.
- Tome uma colher de azeite de oliva extravirgem no desjejum.
- Dê preferência a alimentos integrais.
- Evite sal, refrigerantes, doces e frituras.

Referências bibliográficas

CARPER Jeam – *Curas Milagrosas* – descobertas científicas que revelam o poder de cura das ervas vitais e de outros remédios naturais – Editora Campus – 1999

CURVO, João – *"Para Gordos, Magros e Instáveis"* – Editora Rocco Ltda. – 1990

EWIN, Jeannette- *O Lado Sadio das Gorduras* Ácidos graxos essências para uma vida e uma aparência saudáveis – Editora Campus – 1997

GONSALVES, Paulo Eiró – *Alternativas de alimentação* – Alameda Editora e Livraria Ltda. – 1996

LAZARUS, Pat – *A Cura da Mente Através da Terapia Nutricional* – uma abordagem ortomolecular para problemas psicológicos Editora Campus – 1997

Mc CULLY, ks *"Homocysteine Theory of Arteroesclerosis: Denol ap Ment and Current Status* "in r. Paoletti, A.M. Gotto Jr. artherosclerosis revieus, volume 11 Nova York : rarun press – 1983 pag. 157 – 246

———————— *The Homocysteine Revolution:* Medicine for the new millennium. New Canaan, ct: Keats Pulhishing, – 1997

MINDELL, Earl – *Vitaminas – Guia prático das propriedades e aplicações* – Editora Melhoramentos – 1996

REVISTA SAÚDE – *Chocolate: a ciência explica porque não dá para resistir* – n°235

SELECÇÕES DO REDER'S DIGEST – *"O poder curativo das vitaminas e dos minerais"* – Edição original inglesa guide to vitamins, minerals and suplements – 1990

Fontes Utilizadas na Publicação: *Minion, Scriptina e Vladimir Script*
Papel: *Chamois Fine 80 grs*
Impressão e acabamento: *Gráfica Palas Athena*